ブルーな気持ちの処方箋

悲しみ・無気力・失望を乗り越えるセラピー

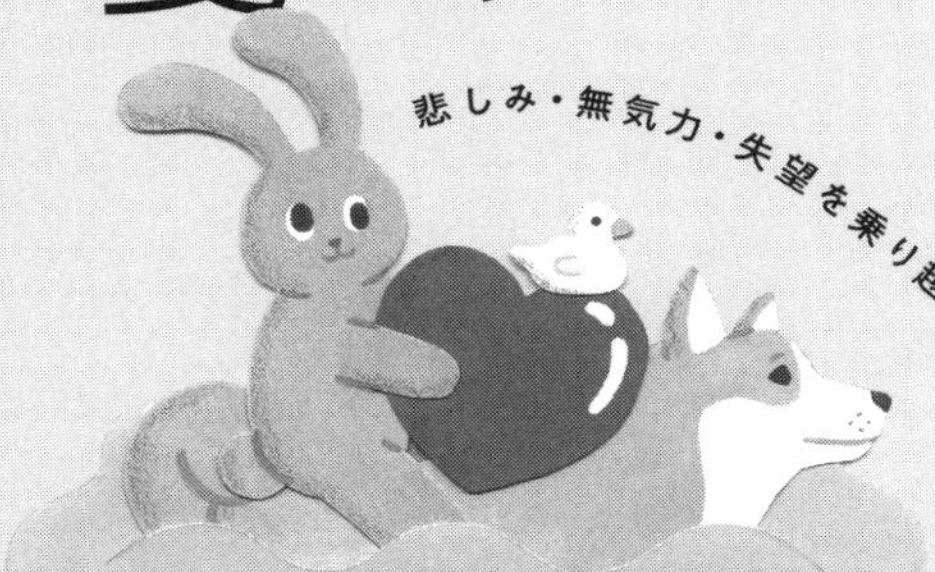

グウェン
廣瀬久

CCCメディア

はじめに

最初に、本書『ブルーな気持ちの処方箋』の概要をお伝えします。

まず本書で着目するのは、次のような点です。あなたは「ブルーな気持ち」になっているのでしょうか。それとも、うつ病を患っているのでしょうか。それを見分けるポイントを説明します。

そして、それぞれの状態に対し、どのようなサポートがあるのかも紹介します。さらに、さまざまな治療法の長所と、陥りやすい誤りについてもお教えします。

後半の付録では、社会的状況や年代別のさまざまなうつ病について考え、また、うつ病に対して存在する多くの対処法や患者への寄り添い方について説明します。

私は臨床心理学者[*]として、皆さんに、できるかぎり多くの知識をお伝えしたいと強く願っています。本書でお伝えする精神的な健康状態についての知識からは、多くのメリットが得られるでしょう。本書は単に、情報の提供だけに終わりません。うつ病だけでなく、あらゆる心の病に対する偏見を取り除き、そのような状態は恥ずかしいものではないということを証明できると信じています。

科学的根拠に基づいた情報を得られれば、恥ずかしいという誤ったイメージをなくせるでしょう。そうなれば、診断やサポートを求める際に、不要な恥ずかしさを感じずに済むようになります。心の病や気分障害のある家族を介護するときに、親戚や地域社会にサポートを依頼しやすくもなるでしょう。

＊ 欧米ではメンタルヘルスに関する専門分野が細分化されており、学者であっても臨床の場で治療にあたることが多い。

INDEX

カバーイラスト
タカヤママキコ

本文イラスト
ジョージア・アーノルド
ガブリエル・マフィー

校正
文字工房燦光

ブックデザイン
アルビレオ

THE BOOK OF FEELING BLUE

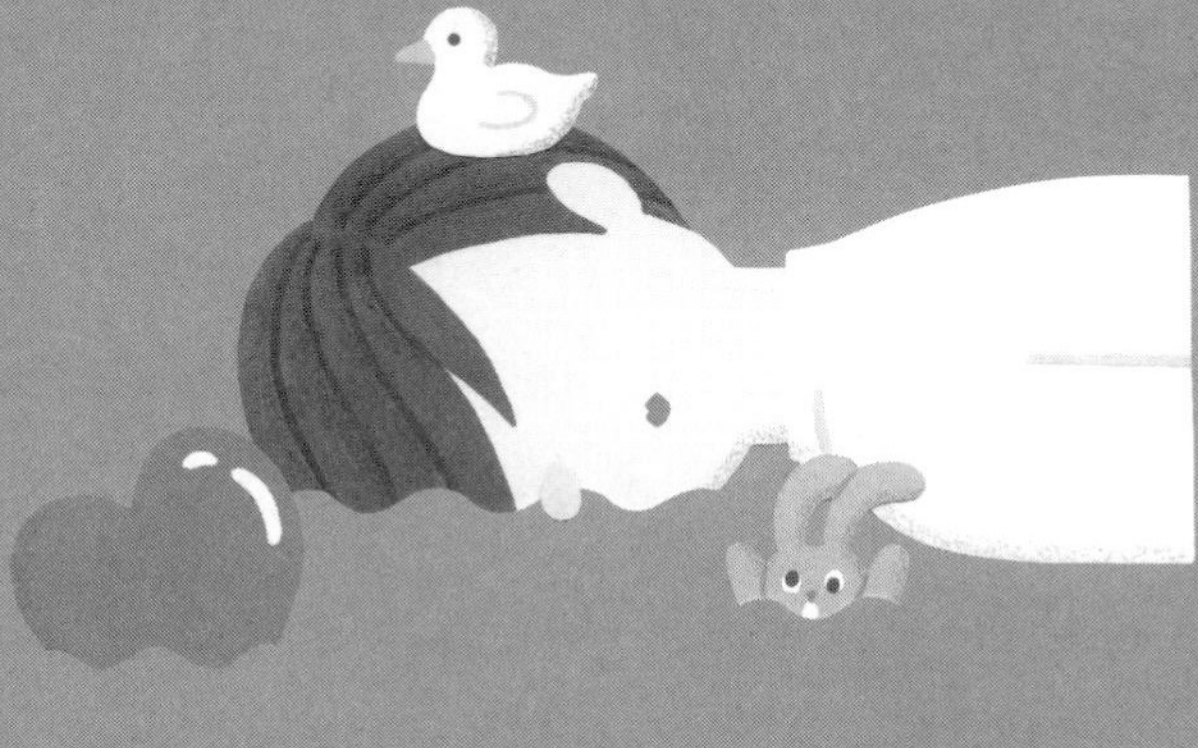

CHAPTER 1

ブルーな気持ち

1300年代後半から、「ブルーな気持ち」という表現は、悲しいという意味で使われてきました。しかし、ブルーという色には、文化によって他にもいろいろな意味が与えられています。欧米諸国では、ブルーは安全や信頼、権威を表します。たとえば警察官が着る制服の色はブルーですよね。

それから、古くから存在するこんな考え方があります。「ブルーは男の子のもの。ピンクは女の子のもの」。つまり、ブルーは男らしさとも結びついているのです。あるいは、それは冷静さの象徴ともされてきました。

・インド文化では、ブルーはクリシュナという神様に結びつけられ、勇敢さと強さを表す色だとされています。

・中南米では、ブルーは希望と同時に、悲しみを意味します。
・中国文化において、ブルーは不老不死と進歩、そして春という季節の象徴です。
・マオリ族にとって、ブルーは空の神・ランギヌイを表す色です。

世界的に見ると、ブルーという色から連想されるのは、主にポジティブなイメージです。しかし、現代の西洋文化では、ブルーは悲しみという感情にも強く結びついています。

アフリカでは、ブルーは愛と調和を表します。また、平和と団結の大切さの象徴でもあります。しかしながら、奴隷として働くために新大陸に連れて行かれたアフリカの人びとにとって、「ブルース」を歌うことは、また別の意味を持ちました。

ブルースは奴隷の絶望と苦しみについて書かれ、「つらい時間が早く過ぎるように」という願いとともに歌われたのです。歴史学者たちは次のように言います。「ブルース・ミュージックは、生き残るための、そして自由を取り戻すための苦闘について、奴隷によって歌われた」と。私たちが「ブルーな気持ち」という言葉に持つ意識。それは、人類共通の言語である音楽、特にブルースなどに共鳴することから生まれた面もあるのかもしれません。

悲しいという気持ち

悲しみは、私たち誰もが持つ感情です。誰かが亡くなった。人間関係が壊れた。友人、仕事、何かのチャンスなど、あらゆる種類の喪失を経験した。そんなとき、悲しくなる人は多いでしょう。

悲しみやブルーな気持ちは、数ある感情の中のひとつです。幸せや絶望、怒り、ワクワク、イライラと同じように、時に人はブルーな気持ちになります。

感情は、生まれながらにして備わっているものです。負の感情はある問題や機会に直面したときに起こる、生物学的な反応だともいえます。人間は、生き残る

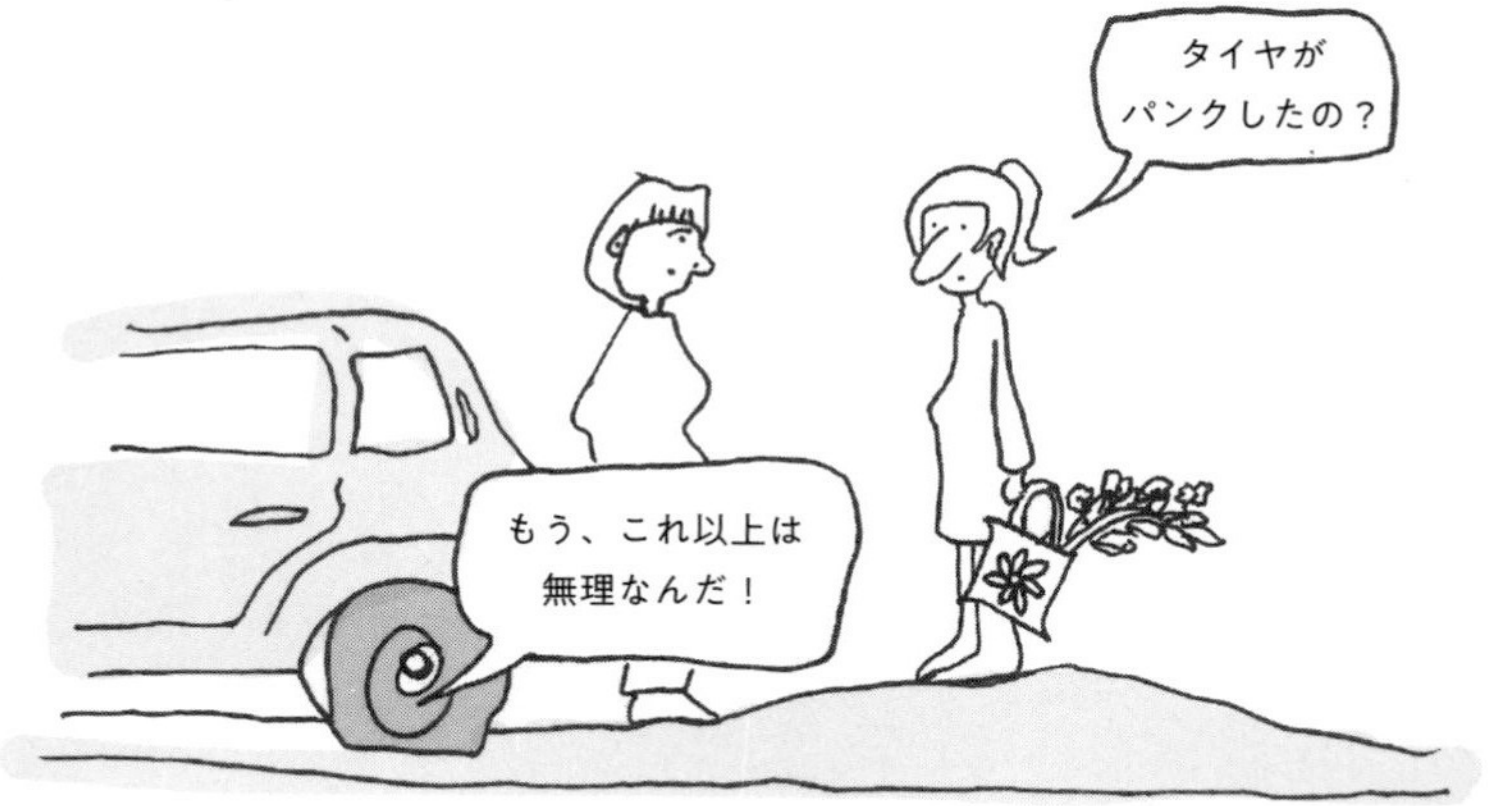
タイヤが
パンクしたの？
もう、これ以上は
無理なんだ！

ために「戦う／逃げる／固まる」という反応を進化させてきましたが、感情もそれに伴って生じました。[*1] そして、恥や罪悪感などといった感情は、私たちが育つ社会的・文化的環境によって形づくられ、また学習されるものです。

特にここ20年あまり、臨床の現場にいる中で気づいた点があります。それは、人は何か好ましくない感情を抱いたときに、その感情をなくそうとするということです。たとえば、あなたが、人間関係が壊れて悲しい思いをしているとしましょう。周囲からは次のような言葉をかけられるかもしれません。「きっと乗り越えられるさ」「くよくよしないで」「前向きに考えよう」。

友人や恋人、家族などは、あなたの役に立とうとしているのですね。しかしながら、こういった「悲しまないで／ブルーな気持ちにならないで」というプレッシャーは、あまり助けになりません。それに、このような言葉は、人間が持つ感情の一部を抑制するように求めているのと同じです。詩人たちは、痛みと喜びを、同じコインの表裏

＊1　人間は生命の危機を感じたときに、ストレスホルモンと呼ばれるアドレナリンとコルチゾールを分泌し、これが恐怖の感情に結びつく。

だとよく表しますが、どちらも人生をまっとうするために必要なものなのです。

「幸せになれ」というプレッシャー

今、生きている世界は、「あなたは幸せになるべきだ」というだけでなく、「あなたには幸せになる価値がある」というメッセージを際限なく送ってきます。SNSにアップされている、人びとのプロフィールを見てみましょう。誰もが、最高に幸せな自分を演出するために完ぺきな振る舞いをしています。

それから、真に幸せになるために買うべき商品の数々が、何十億ドルもかけて宣伝されています。食べ物、洋服、美容整形、車、休暇……。まるで、あなたが決してブルーな気持ちにならないようにするには、これらが必要だと言わんばかりに。実はここには次のようなメッセージが隠されています。

「もし、あなたがブルーな気持ちになったり、不満を感じたりしているならば、それはあなたが人生の敗者である証拠だ。幸せに満ちた完ぺきな毎日を送る勝者ではないのである」

でも、実際には、そんな風に考えるのは間違っています。

拙著『知ることについての本(*The Book of Knowing*)』(未邦訳)に書いた一節をご紹介します。

現実をありのままに受け入れられない人は、頭がめちゃくちゃに混乱してしまうでしょう。現実が公平・公正であるかどうかについて、世界は気にもかけないからです。もし、世界が気にかけていたなら、善良な人に悪いことが降りかかるなんて事態は起こらないはずです。

同じような文脈で、私は「~になる価値がある/~するのにふさわしい」という言葉を信じていない

『知ることについての本』

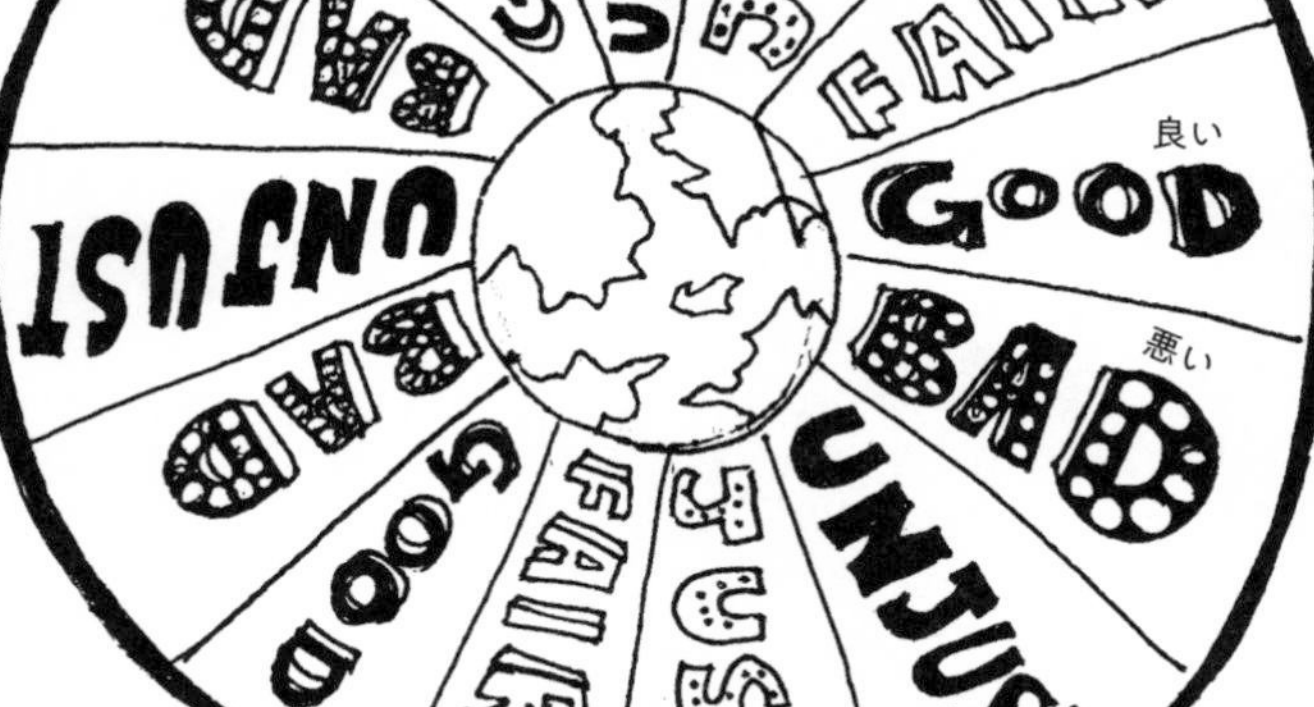

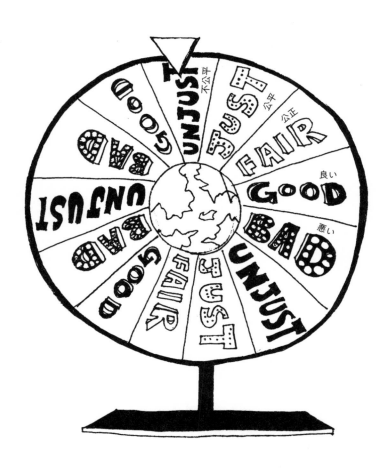

現実は偶然の産物である。

ません。喪失感を抱いたり、トラウマになるような経験をしたりした後に悲しくなるのは、その人が「そのように感じるのにふさわしい」からではありません。ただ単に悲しい気持ちになるのです。悲しみは何かの罰として生じるのではないのですから。

時には、世界で起きている出来事に対して、悲しみを感じたり、ブルーな気持ちになったりするでしょう。大切なのは、そのような感情から抜け出す方法を知ることです。

「~させる」という神話

もうひとつ、理解していただきたい事実があります。それは、誰もあなたを悲しい気持ちに「させたり」、ブルーな気持ちに「させたり」しない、ということです。

他人が、あなたの感情に衝撃を与えたり、影響を及ぼしたりする可能性はあるでしょう。しかしながら、最終的にどのように感じるかは、あなた自身が決めているのです（もちろん、インフルエンザや胃腸炎、手足の骨折など、生物学的な理由がある場合は別です）。

拙著『不安についての本（*The Book of Angst*）』（未邦訳）には、この現象に着目して書いた箇所があるので、次に引用します。

「彼が、私を悲しい／ブルーな気持ちにさせた」
「彼女が、僕を怒らせた」
「『自分は無価値だ』と私が思うように、みんなが仕向けた」
こういった考えは間違っています！

自分自身や世界について、自分がいかに考えるか、という側面が、自分の気持ちを決定づけます。もちろん、周囲の環境から影響を受けることもありますが、最終的な気持ちのありようを左右するのは自分です（ただし、ブルーな気持ちがうつ病へと変化し、生物学的な作用が大きくならないかぎりにおいては、という意味です。この点については、のちに詳しく説明します）。

自分が抱いている感情は、自分自身とは関係なく、社会から与えられていると感じる人もいるでしょう。しかし、実はその考えは正しくないのです。次のように考えてみてください（拙著『不安についての本』より、一部を引用します）。

あなたが私を愛するように仕向けること、あなたを笑わせたり、泣かせたりすること。そんなことは、私にはできません。なぜなら、どう行動するかを決めるのはあなた自身だからです。

もし、あなたに愛する人がいて、その人が自分を愛してくれなかったら、あなたは悲しくなったり、ブルーな気持ちになったりするでしょう。でも、あなたはその状況をどうすることもできません。それと同じように、あなたが望まなければ、あなたが誰かと親密な関係を築くように仕向けることは、他の誰にもできないのです。

統制の所在（ローカス・オブ・コントロール）

「統制の所在」という言葉を聞いたことがない人もいるかもしれませんね。自分の人生に起こる出来事や影響に対して、自分がどのくらいコントロールできていると感じるか、そして、実際にどのようにそれらをコントロールできているかという点に着目した言葉です。

消耗品、他人、宗教、お金など、幸せや充実感をつねに自分の外側にあるものに求めている人びとは、自分の能力を信じられないままです。それに自分の回復力（レジリエンス）を高めることができないままにもなってしまいます。

実際に私たちは皆、心理学者が言うところの、「統制の所在」という概念に従って行動しています。そして、人生に起こる出来事の主な要因について、個人がどのように認識しているかが問われます。あなたは、自分の運命を自分でコントロールできているのか（統制する要因が自己にある（内的統制））、あるいは、それは神や他人などの外的な力によってコントロールされているのか（統制する要因が他者にある（外的統制））。どちらなのかが問題となるのです。

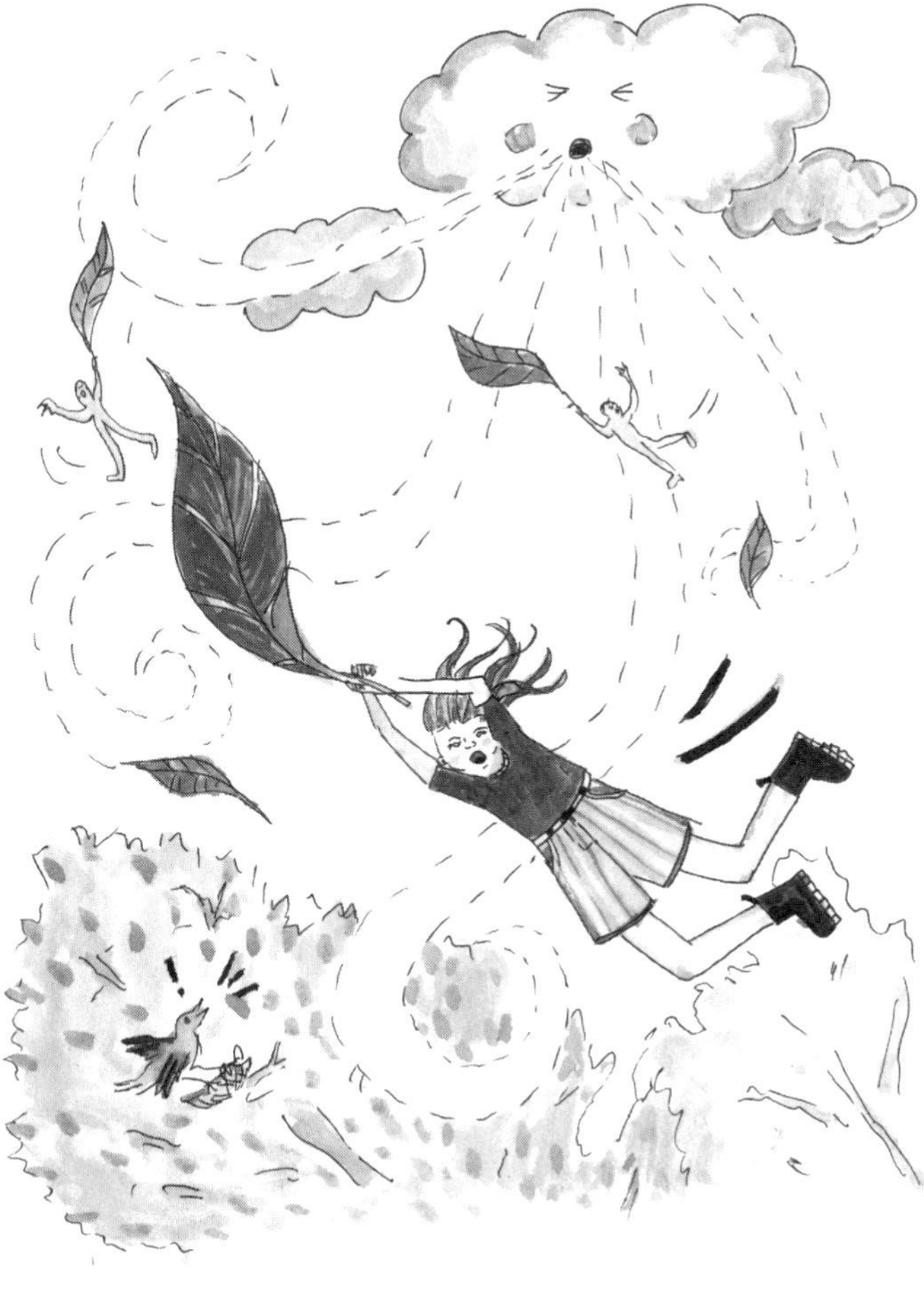

コントロールする要因が他者にあると、あなたの人生は、
まるで風に吹かれる木の葉のようになってしまうかもしれません。

「統制の所在」は自己にある方がいいと、私は考えています。つまり、あなた自身が物事を選択できる、ということです。自分の外側に幸せを求めると、自身を犠牲にしてしまいます。私はその状態を、よく次のように表現します。「風に吹かれる木の葉のように生きている」。わずかに吹いた風によってすら揺さぶられるとしたら、人生において避けられない嵐には備えられません。

近年の研究

最近、研究者たちが明らかにした事実があります。興味深いことに、「あまりうれしくない」感情を経験すると、回復力が高まり、心理状態も良くなるというのです。ある研究チームは次のような側面を発見しました。

「ネガティブな感情も役に立つ」と考える人ほど、ネガティブな精神状態と、感情的・心理的な不健康との間の関係性が弱い、という発見です。

実際に、「役に立たない／好ましくないという感情を自分は望まない」という人ほど、ネガティブな感情と、人生における満足度の低さとの関係性が強いということがわかっています（ルオン、ラザース、ワーグナー&ライデガー『感情（*Emotion*）』（未邦訳）２００６年）。

その他の、文化を比較する研究においても新たな発見がなされています。ポジティブな感情もネガティブな感情も、人生の重要な一部だと考えられている文化圏の人びとに比べて、欧米に住む人びとは、４～10倍も気分の落ち込みや不安を経験しやすいという事実です。欧米では、幸せや喜びを感じなければならないというプレッシャーがつねにあるのです。

なお、日本のように、西洋化が非常に進んだ東洋文化圏では、気分障害を患う人や、自殺する人の割合が高いのは、興味深い事実です。

幸せになる権利

ベビーブーム世代（１９４６年～１９６４年生まれの人びと）。彼らは、世界大戦や深刻な経済不況を経験した自分たちの親のように、社会規模の苦難に直面したことがありません。さらにベビーブーム世代の子どもたちも、同様にそのような経験をしませんでした。

・X世代：1965年～1980年生まれ
・Y世代：1981年～1996年生まれ
・Z世代：1997年～2012年生まれ

これらの世代には、幸せや喜びは「与えられるもの」「権利」として捉えられています。苦難は邪魔な存在なので、親が取り除いてくれるのです。このような状態は、次のようなゆがんだ社会通念を生みました。

「汝、決して不快感を味わうことなかれ」

ベビーブーム世代は、自分たちの親が経験した苦しみや困難を思い出し、「自分たちの子どもには、つらい人生を送らせないようにしよう」と誓いました。これは一見、気高い信念に思えます。しかしながら実際は、子どもたちに権利についてばかり教え、不快感に対する耐性を下げさせるリスクをはらんでいます。

不快感に耐える力は、困難をしなやかに乗り越える能力につながります。どんな人生の浮き沈みにも適応できる子どもは、イライラ、失望、喪失、不公平、不公正に対処する力を備えています。権利だけを与えられてきた王子様やお姫様には、こうしたスキルがありません。

アメリカのＳＦ作家、ロバート・Ａ・ハインラインの言葉で、私が好きなものをご紹介します。

> 子どもの生活を楽にすると、彼らを不利な立場に立たせてしまう。
> そうしないように注意しよう。

親、なかでも非常に裕福な親は、ある種の苦難

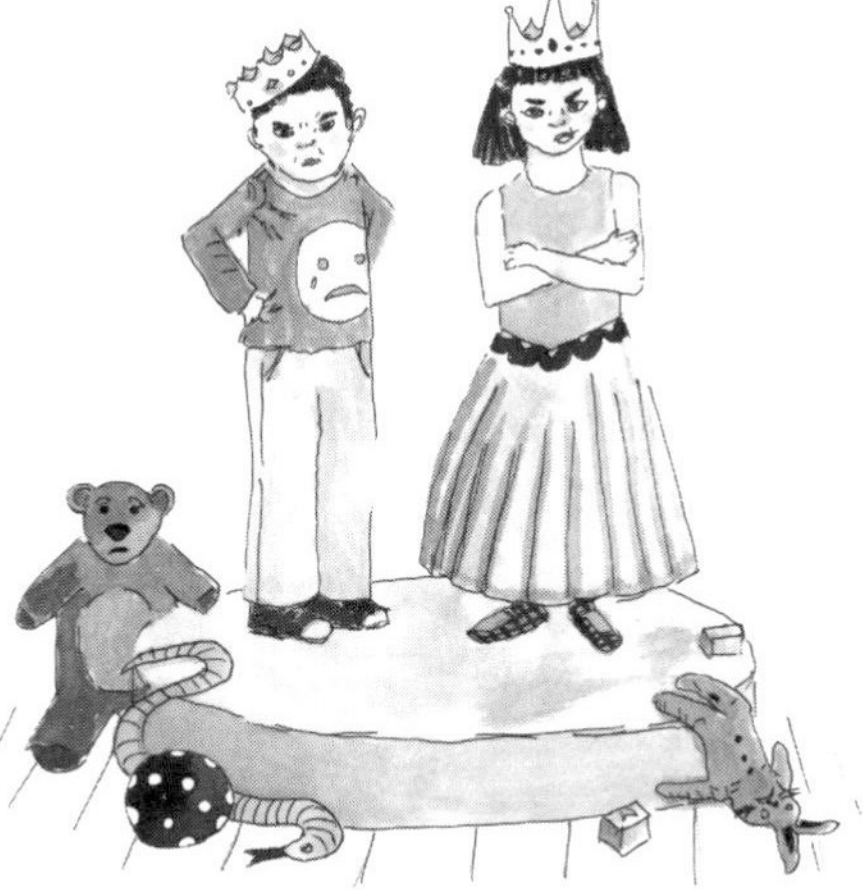

から子どもを守れます。しかし、死や拒絶、新型コロナウイルスのような感染症からは決して守ることはできません。これらは、誰もが生きる上で経験する偶然の出来事であり、いくらお金やぜいたく品を使ったところで取り除くことは不可能なのです。

コロナによるブルーな気持ち

権利についてのトピックから離れる前に、触れておきたい例があります。特に、新型コロナウイルス感染症流行の第一波の中で私が注目したのは、人びとが抱いた「不便の感覚」です。

・海外旅行に行けないって、どういうこと?
・クラブに出かけたり、仲良しの友人が集まるパーティーを開催したりできないなんて最悪!
・マスクを着けたり、ワクチンを打ったりする必要はないはずだ。社会が私に指示することじゃなく、自分がやりたいことをできていいはずだ!

「私たちがやるべきこと、やるべきではないことについて、口出しする権利は、社会にはない！」という意見がよく見られたのです。
「はず」「べき」「べきではない」は、権利ばかり主張する人が好む呪文です！

しかし、時が経ち、死者の数が増えるにつれ、状況は一変しました。感染症の流行は、特別な配慮もなく、不公平な形で地球上に広まったのです。とても深刻なメンタルヘルスの問題が現れ始めました。とりわけ高齢者、医療従事者、基礎疾患を持つ人びとといった特定の集団において、世界的な規模で恐怖と心配が広がりました。

あらゆる年齢層で、さまざまな形の不安が高まりました。健康不安、全般性不安症、強迫性障害（ＯＣＤ）などです。若者は、気分の落ち込みや不安を経験するようになりました。モチベーションの維持が難しくなり、無力感や、将来に対する悲観的な気持ちを抱き始めたのです。

これらの現象は、ブルーな気持ちとうつ病の両方を引き起こす可能性があります。心理学者のマーティン・セリグマンは、「学習性無力感」に関する研究において、次のように強調します。非力さ、絶望、無力感は、うつ病に対し深刻な影響を与えている、と。

新型コロナウイルス感染症の流行は、皆にこうした経験をさせ、多くの人に「コロナうつ」と呼ばれるような症状をもたらしました。

コロナうつに対処するためのヒント

本書が出版され書店に並ぶ頃には、新型コロナウイルス感染症の流行はある程度収束しているかもしれません。しかしながら、新型コロナウイルス感染症によってもたらされた生活の変化や、それによる心理的影響はこれからも続く可能性があります。あるいは他の感染症の流行が発生した場合に備えて、世界保健機関（ＷＨＯ）の助言に基づく、メンタルヘルスに関するいくつかのヒントを紹介しましょう。

・正確で、信頼性の高い情報源から知識を得るようにしつつ、情報にさらされすぎないように気をつける。
・可能なかぎり日課をこなす。仕事と運動を組み合わせ、楽しいことをする。パジャマでいる時間が長くなりすぎないように意識する。

・電話やインターネットを通じて、海外や遠方にいる家族などと連絡を取り合い、孤立感を解消する。
・アルコールや食事の量に気を配る。
・一日に占める、スマートフォンなどを見ている時間に気をつける。ビデオゲームやインスタグラムに長時間費やさないようにする。
・他人に親切にする。何かサポートできることはないか考える(たとえば、オンラインショッピングを手伝う、など)。
・心配性の人、あるいは新型コロナウイルス感染症の登場以来、心配事が増えたと感じる人は、拙著『考えすぎてしまうあなたへ』(20

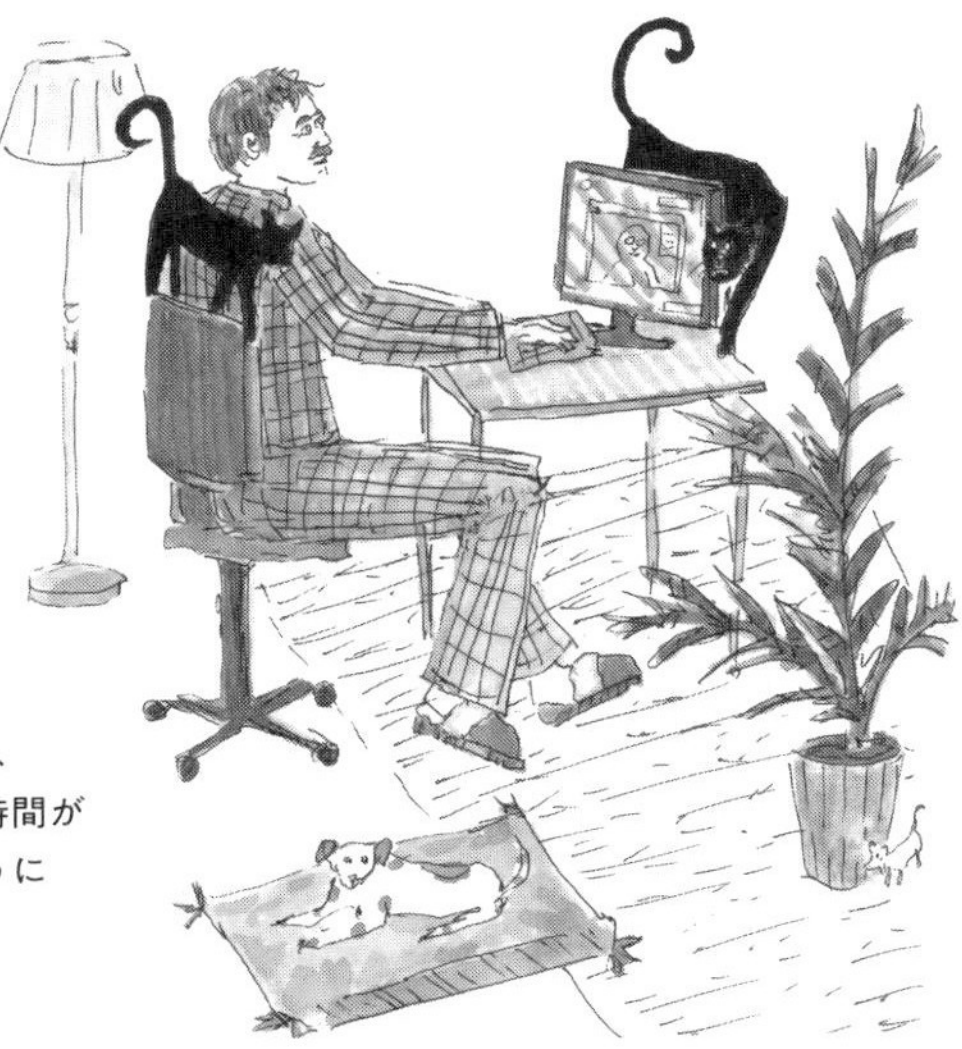

日課をこなして、
パジャマで過ごす時間が
長くならないように
しましょう!

22年、CCCメディアハウス刊）を参照してください。

ブルーな気持ちの対処法

このCHAPTERでは、うつ病ではなく、ブルーな気持ちになったときの対処法について述べていることを強調しておきたいです。ブルーな気持ちになるとエネルギーが落ち、やる気がなくなり、悲しくなったり、涙もろくなったり、引きこもりがちになったりします。これらの感情は軽いもので、日々の活動に大きな支障をきたすことなく過ぎ去る場合が多いでしょう。**このような悲しみは、日常生活の一部なのだといえます。**

人は時々、ブルーな気持ちになったり、少し落ち込んだりします。そんなときは、まるで誰かに肩をポンと叩かれて、「人生のうちの、変化が必要な部分に目を向けよう」と言われたような感覚になるでしょう。

ブルーな気持ちは、「青天の霹靂」のごとく突然に現れるわけではありません。失望、人間関係の破綻、喪失、イライラ、裏切りといった、何か特別な感情や出来事と関連している場合が多いのです。

ブルーな気持ちを晴らす方法

簡単な工夫で気分が明るくなることも多くあります。

・大切な人と一緒に過ごす。
・大好きなバラエティ番組を見る。
・娯楽や趣味に没頭する。ジグソーパズルには催眠効果があり、悩みを紛らわすのに適している。
・自分の気持ちを誰かに話す。相手は友人でもセラピストでもいい。認知療法は、問題の解決に焦点を当てた、

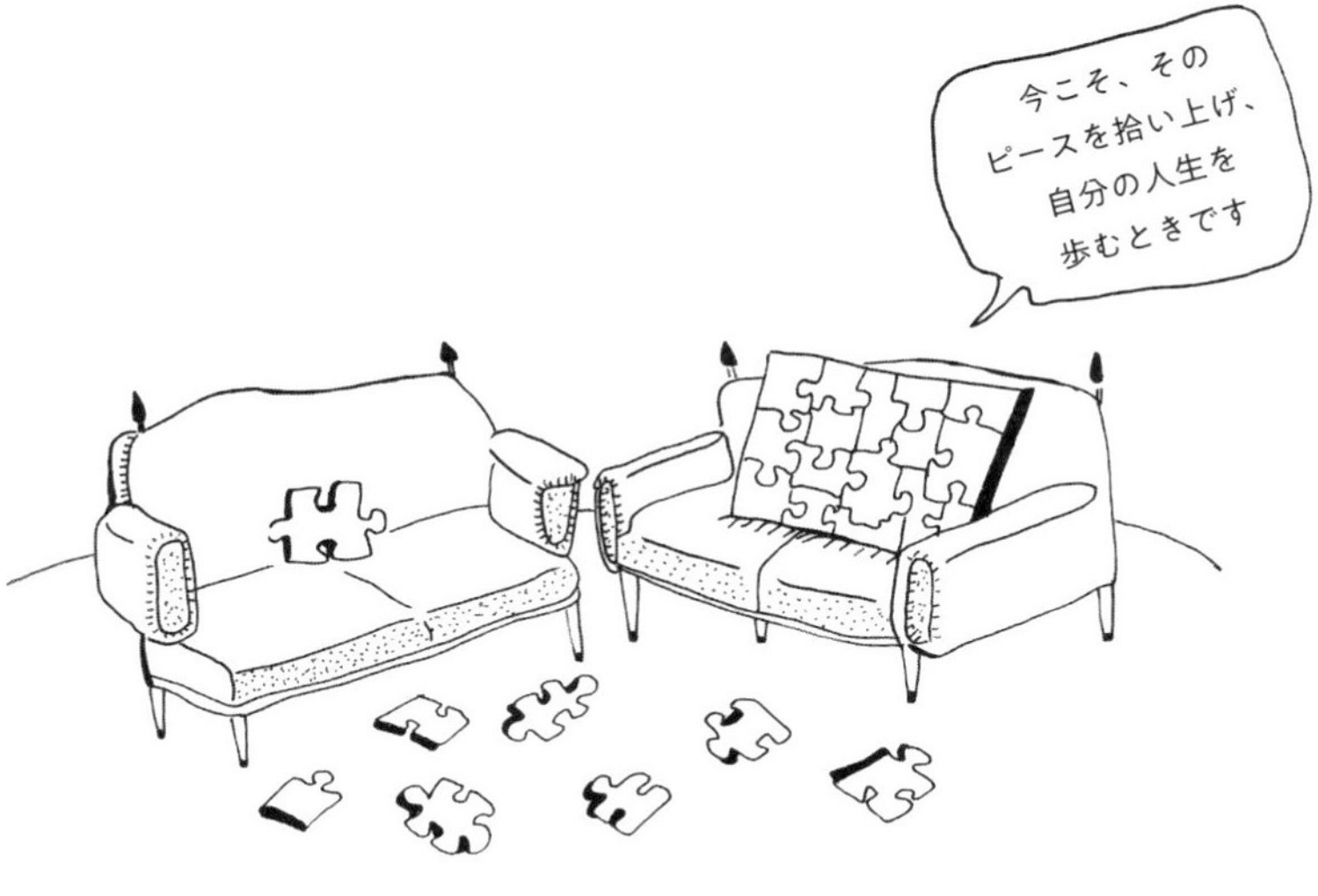
今こそ、そのピースを拾い上げ、自分の人生を歩むときです

すぐれたアプローチである。

・身体を動かす。散歩に出かける。自然はいつだって、不安な心を落ち着かせてくれる。天気が悪ければ、環境ドキュメンタリー番組などを見る。

・何か創造的なことをする。日記を書く、絵を描く、スクラップブックを作る、塗り絵をする、音楽を聴く、など。

・自分がくつろげる場所以外で活動する機会を作る。

CHAPTER

2 ブルーな気持ちを超えたとき

私は、重度のうつ病と乳がんを経験しました。うつ病は、乳がんよりもはるかにつらかったです。乳がんになったときは、肉体的な痛みを感じました。しかし、うつ病のときのように、生きる喜びを妨げられたりはしませんでした。

——拙著『ブレスト・サポート（*Breast Support*）』（未邦訳）

体験談

私は、臨床心理学者であると同時に、１００人に1人の割合で存在する双極性障害（躁うつ病）と診断される人間でもあります。成人になってから何年も、うつ病患者の治療に携わりつつ、自分自身の躁うつ病とも付き合ってきました。

ここで、私自身のうつ病体験について少しお話ししたいと思います。本書を自分自身のために購入された方は、この体験談を読むことで、自分が抱いている孤立感を取り除くことができるかもしれません。また、家族や恋人といった大切な人を理解するために購入された方もいるでしょう。うつ病とはどのようなものなのか、そして、あなたはどういった手助けができるのか。理解を深めるきっかけになれば幸いです。

私のストーリー

私は自分自身を、社交的な人間だと思っています。食卓などを囲んで交わされる、気の利いた議論や会話、ユーモアから刺激を受けるのが大好きです。

しかし、うつ病を患っているときは、世界が灰色になったように感じます。食事会の準備をすることはおろか、食べ物を消化することさえできません。それに、会話もできないのです。たとえ相手が親しい人であってもです。

1994年、私は初めて躁病とその後のうつ病を経験しました。躁状態のとき、私は1カ月近くもの間、妄想を抱いていました。「自分は（女性に生まれ変わった）第二の救世主であるに違いない」と。ご想像のとおり、救世主としてやるべきことは山ほどあります。地球温暖化という問題が明らかになる前から、地球を救うのは並大抵のことではなかったのです。

すばらしく爽快な経験でした。時空を超えて旅をしているような感覚を楽しんだのです。また、私は次のような妄想とともに生きていました。「俳優のエリザベス・テイラーとウォルト・ディズニーによる熱い情事の結果生まれた長女が自分なのだろう」。同時に、イギリスの俳優、リチャード・バートンが父親だとも信じていました。しかし、私は救世主ですので、無原罪懐胎で生まれたはず。「ウォルト・ディズニーとリチャード・バートン。ふたりのどちらが、私の本当の父親なのだろうか」と疑問に思っていました。

ここで問題となったのは次の点です。「グウェンドリンは、いつ薬を飲むことに同意するのだろう？」。私は医師にこう答えました。「イエスがリチウムを処方されたなんて物語は、読んだ覚えがありません」。

あなたにも状況がわかってきたのではないでしょうか。そのとおり。私は精神が錯乱していたのです。

問題は、そんなに長い間ハイになっていると、やがて化学物質が変化して、意識が地上に戻る瞬間が来るということです。抗精神病薬の助けを借りて、私は地球に着地しました。妄想はなくなり、ただの人間に戻ったのです。

注意：抗精神病薬についてですが、多くの人がこの種の薬をとても否定的に捉えます。それらを処方されたと口にすることさえ慎重になる人もいるのです。そのような反応は、「精神病（サイコシス）」と「異常人格者（サイコパス）」が混同されているという事実に大いに関係があるのだと、私は考えています。

抗精神病薬を服用しなければならないというのは、最悪の事態だと認識されているのです。「自分は統合失調症で、もう回復不可能ということなのだ」「もうすぐ私は監禁され、扉の鍵は投げ捨てられてしまうのだろう」といったように。長年にわたって多くの抗精神病薬を服用してきた私は、今ではそれらを「思考を管理する薬」として捉えています。

抗精神病薬は、妄想だらけの思考を、より合理的・現実的なものに戻す手助けをしてくれます。とても良い結果をもたらすのです。躁病、統合失調症、薬物誘発性精神病を患っている場合、こういった薬は大いに効果を発揮します。また、少量の服用で、侵入思考やレーシング思考[*2]などにも効きます。慎重に処方されれば、怖がらなくてもいい薬なのです。

躁状態の治療がうまくいった後、私は別のやっかいな小さい病気を発症しました。「精神病後抑うつ」です。この病気のため、私はさらに6カ月間、仕事を休みました。

これが、私の初めてのうつ病体験です。まるで、道路工事に使うローラー付き車両にひかれたかのような勢いで、自信や自己肯定感はペシャンコになりました。もう二度と、かつての自分のようには働けない、笑えない、人とつながれないと感じたので

＊2　侵入思考＝意思に反して頭に浮かんでくる思考。レーシング思考＝次から次へといろんな考えがめまぐるしく続く急速な思考パターン。双極性障害、睡眠時無呼吸症候群のほか、不安障害、強迫性障害（ＯＣＤ）、ＡＤＨＤなどの精神障害の人によく見られる。

す。

臨床心理学者として、患者のうつ病の苦しみを目の当たりにすることは、それまでにもよくありました。しかし、いかに衰弱するのか、その絶望の度合いはどれほど激しいのかを、自分のこととしてしっかりと理解してはいなかったのです。

うつ病がどのようなものかは、経験した人にしかわかりません。他人には見えなくても、とても怖い症状なのです。発疹、出血、発熱、骨折など、「病気」であることを示すわかりやすい指標がないので、患者の家族や恋人がもどかしく思うこともあるでしょう。しかし、すべての精神疾患を正しく理解できれば、うつ病への偏見や恥の意識もなくなるのではないでしょうか。私はそう願っています。

恥というと、社会やコミュニティ、友人、家族が関係しているものだと思われがちです。たとえば、「うつ病なんて、さっさと乗り越えればいい」と周囲の人びとが思っているから、よけいに恥ずかしくなるというように。しかし、恥は内面的なものでもあるのです。**私たちは、自分の脳に対して、「病気になるな、緊張するな」と要求し、いざそのような状態になるとイライラして焦ります。**さらに、次のような言い訳をして、仕事を休むのを拒むのです。

・「そろそろ良くなっているはずだ」

・「助けはいらない。自分で何とかできるはずだ。もちろん薬なんて必要ない！！！」

しかし、ブルーな気持ちであるうちは別にしても、うつ病である場合はそのときに行っている薬物療法を継続することが必要です。前者は病気ではありませんが、後者は病気だからです。

私自身も、初めてうつ病を発症したとき、薬物療法やその効果を疑っていました。臨床心理学者の私が、回復するため

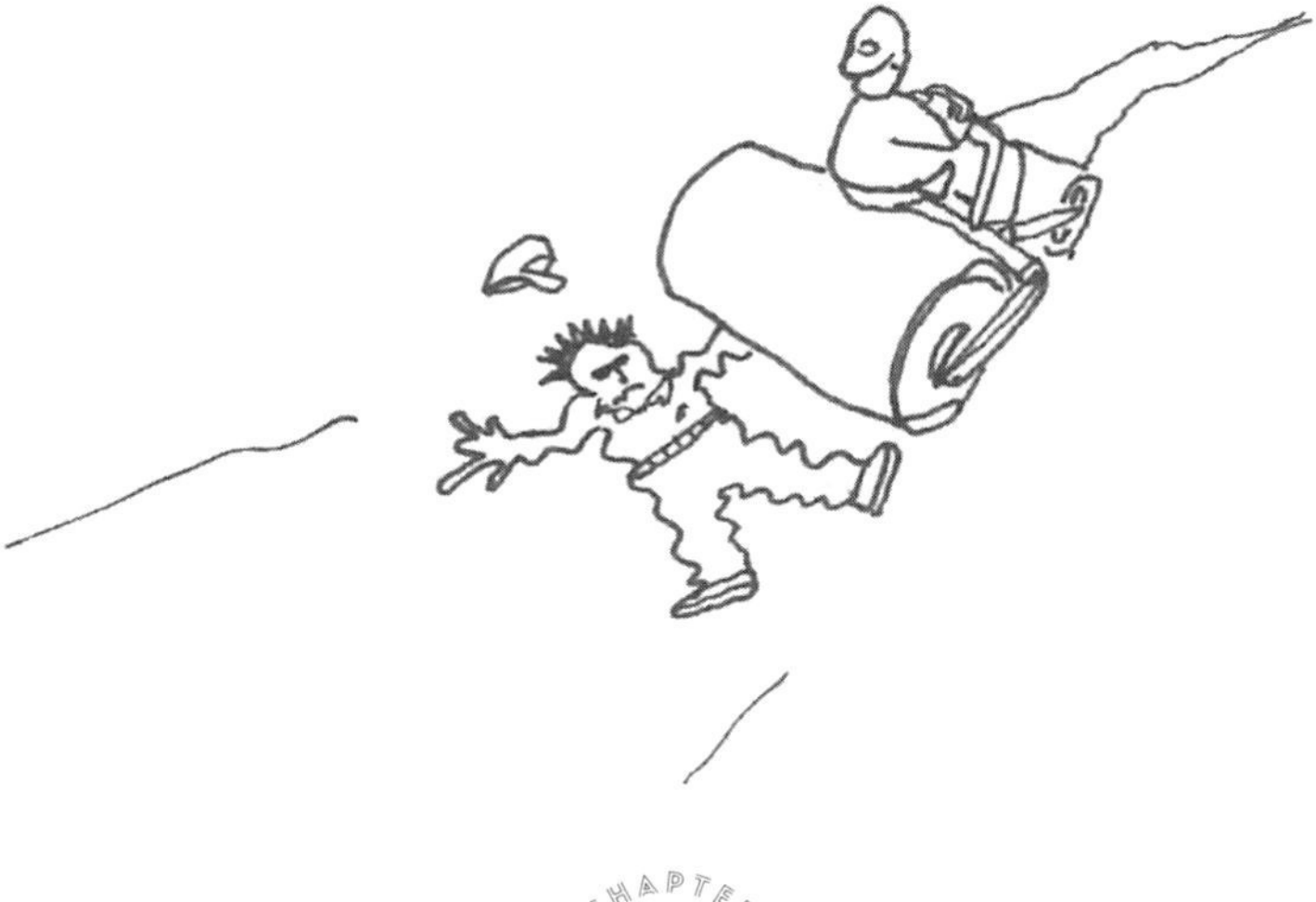

に薬に頼らなければならないなんて、まるで落第者になったような気分だったのです。しかし、ありがたいことに、どんなに薬の服用を嫌がろうと、抗うつ薬は私によく効きました。

私は臨床心理学者として、ブルーな気持ちとうつ病を注意深く区別するようにしています。ブルーな気持ちは認知行動療法などで対処できます。あるいは、機能不全に陥った人間関係を修復したり、職場のいじめをなくしたりするといった、環境に変化を与えることで対応できる場合もあります（ここに挙げたのは、多くあるケースのうちの、たった2例です）。

しかしながら、ストレスが増大し、ま

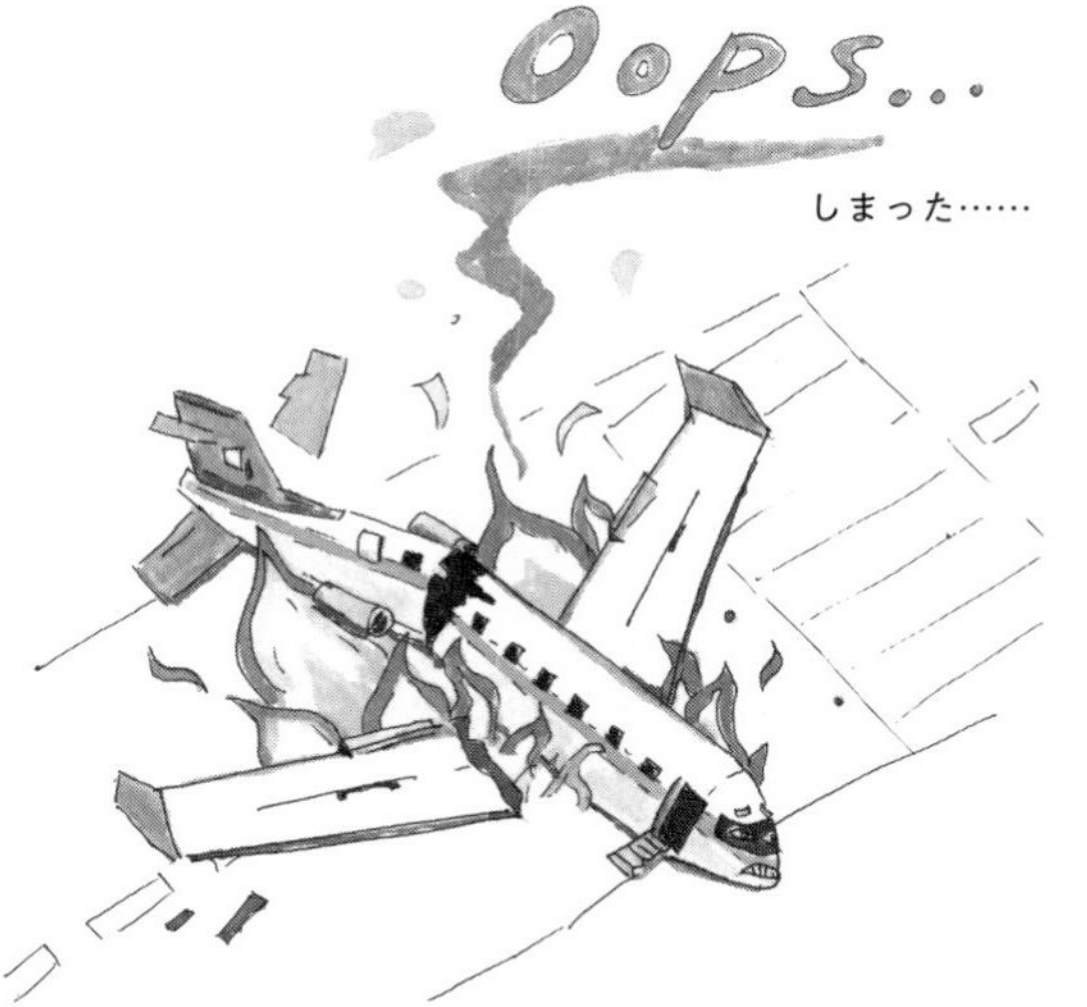

た深刻化すると、次の着地点がうつ病になる可能性は非常に高くなります。

メランコリー型うつ病

21世紀の現在でも、多くの人がうつ病に対して非常に典型的なイメージを持っています。それは、メランコリー型と呼ばれます。

メランコリー型うつ病は、フィンセント・ファン・ゴッホの絵画『悲しむ老人（「永遠の門にて」）』に描かれているイメージです。ほとんど植物のようにじっとして、社会や他者との交流に興味を示さない人物の姿が思い起こされます。

ゴッホは生涯を通じて精神病に悩まされ、１８９０年に自殺しました。彼は躁うつ病を患っていたのがわかっています。躁うつ病とは、私を含め多くの創造的な人間が患う、慢性的な精神疾患です。

歴史を通じて、たくさんの芸術家が気分障害に苦しんできました。たとえば、ピカソには「青の時代」がありました。また、ベートーベン、チャイコフスキー、レナード・コーエン、レディー・ガガなど、音楽界でもうつ病に悩まされた人は少なくありません。

注意：創造的な人のすべてが心の病に苦しむわけではありません。ただ、たとえば創造的な人１００人と、無作為に選んだ人びと１００人を比較すると、前者の方が、何らかの精神疾患を経験する人の割合が高いということです。この事実はこれまでも多く記録され、広く議論されてもきました。しかし、なぜそうなるのかという決定的な答えにたどり着いた者はいません。

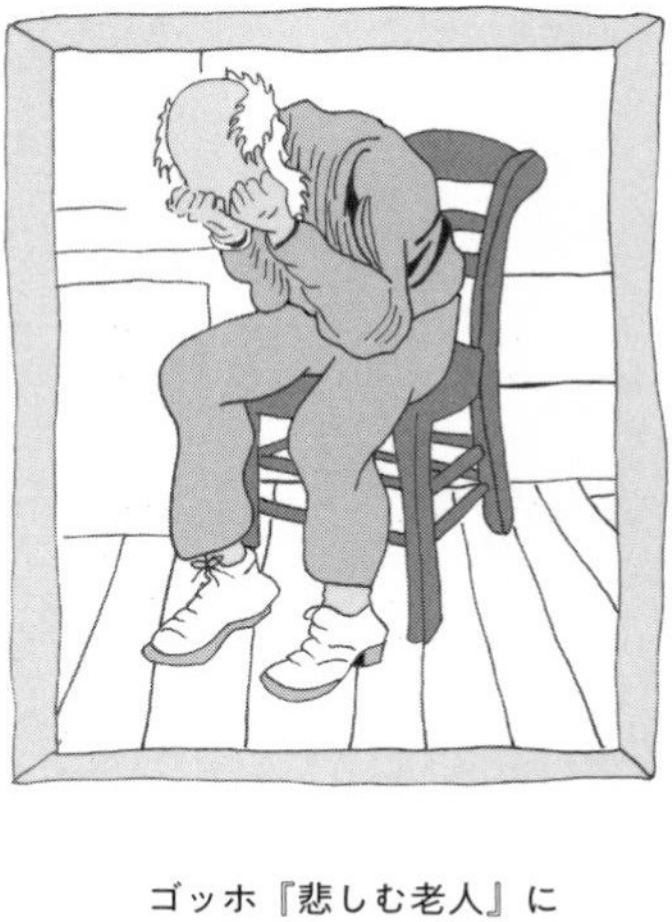

ゴッホ『悲しむ老人』に
敬意をささげよう！

気分障害を意味するメランコリーという言葉が初めて使われたのは、紀元前４００年頃です。ギリシャの賢人、ヒポクラテスは、次のように結論づけました。人間の身体は、血、黒胆汁、胆汁、粘液の４つの主な液体で構成されており、これらのバランスが崩れるとメランコリーな状態になるのだ、と。心の病における粘液と胆汁の役割について、私はまだ納得していませんが、ヒポクラテスはさすが「医学の父」と呼ばれるだけのことはあります。紀元前４００年という大昔に彼が書いた「ヒポクラテスの誓い」は、現代においてもなお西洋医学の指針となっています。

ヒポクラテスをはじめとする医師たちは、**すべての病気の原因は「超自然的なもの」ではなく「自然なもの」である**という想定のもとに行動していました。対照的に聖職者たちは、てんかんなどの病気は、神々によってもたらされるのだと信じていました。特に精神病には迷信がつきまとい、「黒魔術に起因している」という考え方もされてきました。宗教的、超自然的な理解のもと、統合失調症のような状態になるのは、悪魔や悪霊に取りつかれたからだといわれたのです。

私は、『メリアム・ウェブスター辞典（*The Merriam-Webster Dictionary*）』（未邦訳）に載っている次の定義を気に入っています。

「disease（病気）」という英単語が最初に使われたとき、それは文字どおり「lack of ease（安らぎがない）」という意味でした。今日のように、病気や身体機能の問題を意味してはいなかったのです。

人生のスピードが速すぎると感じるとき。人間関係が壊れたとき。大切な人が病気になったり亡くなったりしたとき。このような瞬間は、私たちの生活にある安らぎを乱します。誰しも、このような苦しい時期や出来事は「大きなストレスを与える」と知っています。そして、現代医学において、ストレスが病気の原因になり得るという事実は、疑いの余地がありません。

つまり、病気の原因は「超自然的なもの」ではなく、たとえばストレスといった「自然なものである」という重要な事実を、ギリシャ人は理解していたといえるでしょう！

変わりゆくうつ病：激越型うつ病

私は、激越型うつ病（ＡＤ）を「21世紀のうつ病」と表現します。激越型うつ病は、うつ病の中でも比較的重症のタイプだと考えられています。典型的な症状は次のようなものです。

・長く続く悲しみ／絶望感
・悲観主義／喜びの欠如
・元気のなさ
・集中力のなさ
・死や自殺について考え続ける

これらの症状は、次のように動揺した状態とともに現れます。

・怒りっぽい
・不安
・落ち着きがない
・過度なおしゃべり
・そわそわする／怒りの爆発

この現象、つまり、ある症状が他のひとつの、あるいは複数の症状と同時に発現する状態を指す非常に不快な言葉が、**「併存疾患」**です。今日、私が臨床心理学者としてもっともよく目にする傾向にあるうつ病が、このうつ状態と動揺した状態が組み合わさったものです。

したがって、メランコリー型とは異なり、激越型うつ病を患った人は、身体の機能が停止したりはしません。ただ、ストレスがたまり、睡眠が乱れ、食欲の程度が大きく変化します。まるで、不安障害（パニック性障害・トラウマ性障害など）のような症状が出るのです。

COLUMN

ジェンダーに関わる問題：男性の視点

臨床の現場で関わる、気分の落ち込みやうつ病を抱える男性に見られる一般的な特徴を次に記します。

第１の特徴：たいてい、男性たちは長い間、時には何年も症状に苦しんでいる。

第2の特徴：彼らの方から症状を申し出ることはほとんどない。多くの場合、パートナーによって無理やり病院へ連れて来られる。ただし、気分障害が治らなくて、結果的に離婚や別居に至った場合を別にして。

男性がうつ病になったとき、初期症状として次のような感情が強くなるときがあります。

・怒り
・欲求不満
・攻撃性
・短気

これらの症状は、メランコリー型よりも激越型のうつ病との関連性が高いことがおわかりいただけると思います。

このような特徴には、男女の感情表

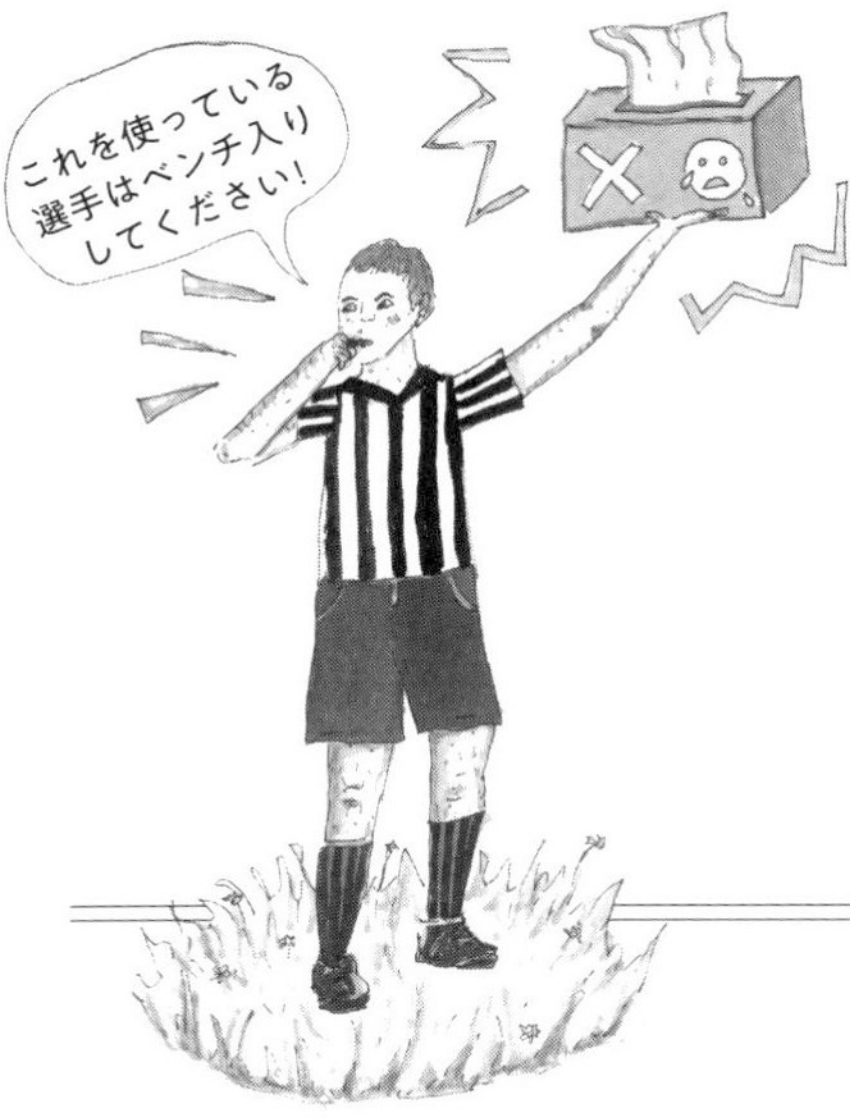
これを使っている
選手はベンチ入り
してください！

現に対する、社会からの期待が関わっている可能性があります。男性は、悲しみなどの特定の感情を表に出すのをあまり好みません。そのような行為は、他人から批判されるかもしれないと思うからです。また、恐怖に基づいた不安を抱くのは、弱さの表れだと見なす傾向があります。

不安とうつ病

不安とうつ病の間に密接な関係があるのなら、どちらが先に来るのだろう？　一方が他方を引き起こすのでしょうか？

不安とうつ病の関係は、まさに「卵が先か、ニワトリが先か」状態です。

詳しく説明しましょう。全般性不安障害、批判への恐れ（社交不安障害）、心的外傷後ストレス障害（ＰＴＳＤ）などから生じる不安な状態は、人間の身体に大きな負担をかけ、結果的にうつ病を引き起こします。また、うつ病の人は引きこもりがちになったり、悲観的に考え、心配するようになったりします。

つまり、不安はうつ病を引き起こし、うつ病は不安を引き起こすのです。「卵が先か、ニワトリが先か」という疑問にはどう答えられるでしょう？

多くの場合、不安が先に来て、体調が悪くなるとうつ病の症状が現れます（ただし、PTSDの場合は例外です。不安やうつ病などに関する症状がこれまでになくても、心の傷となる出来事の後に、不安や抑うつの状態が現れることがあります）。

実際に、不安とうつ病の関連性は、とても複雑な神経系の問題です。次の図は、

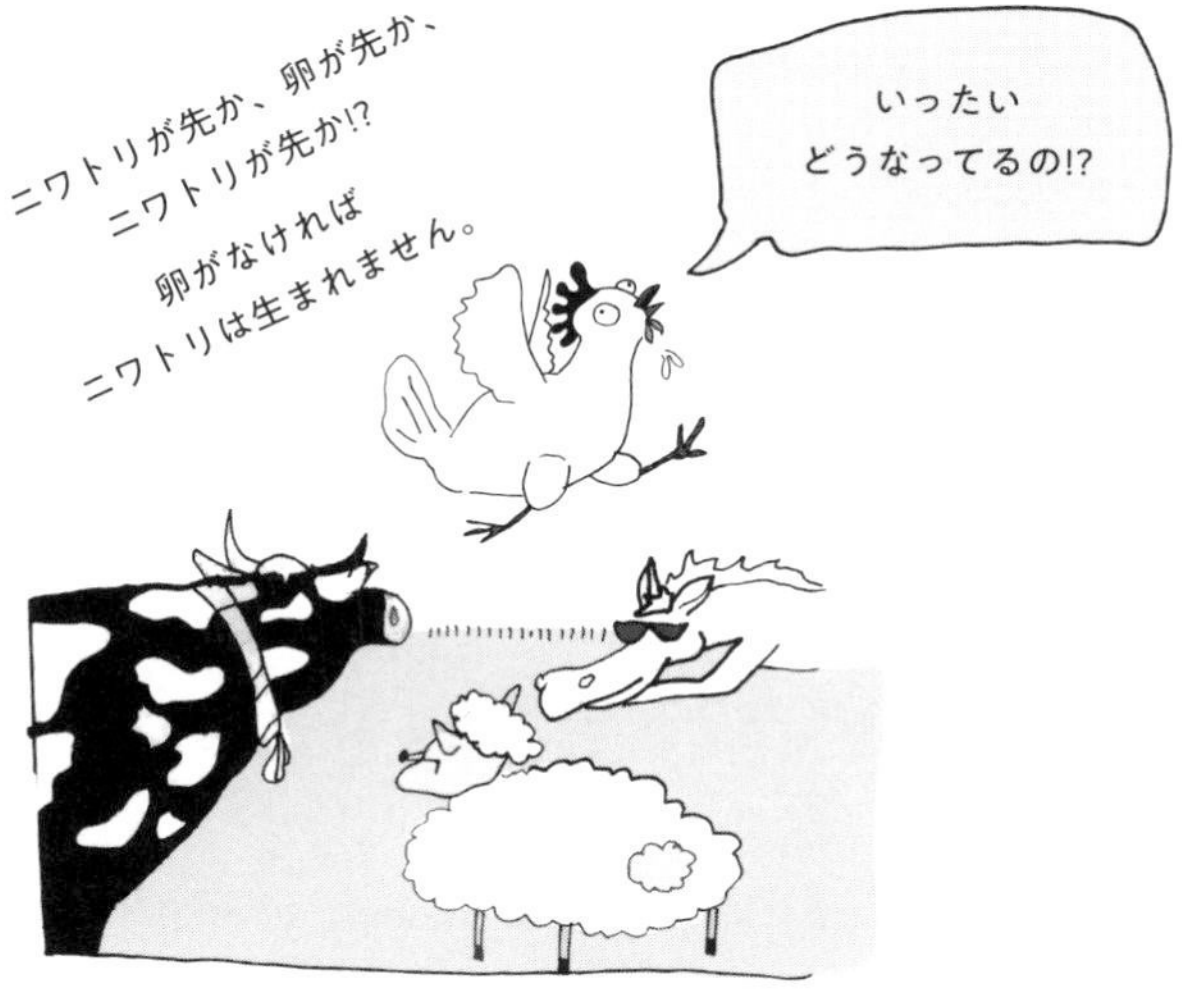
ニワトリが先か、卵が先か、
ニワトリが先か!?
卵がなければ
ニワトリは生まれません。
いったい
どうなってるの!?

ストレス反応の仕組みを説明したものです。適応（生存）するための反応が、いかにして、適応性のない、無益なものに変化するのかが描かれています。

それから、ホルモンも考慮する必要があります。

ホルモンは、アドレナリンやコルチゾールを産生し、私たちの身体を支えています。しかし、これらのホルモンが長期間にわたって体内で活性化すると、免疫システムを損なう可能性があります。

ストレスホルモンは、ボルタレンのようなものだと私は考えています。ボルタレンとは、よく知られている抗炎症薬で

汎適応症候群（GAS）

（1936年、ハンス・セリエ博士が名づけた）

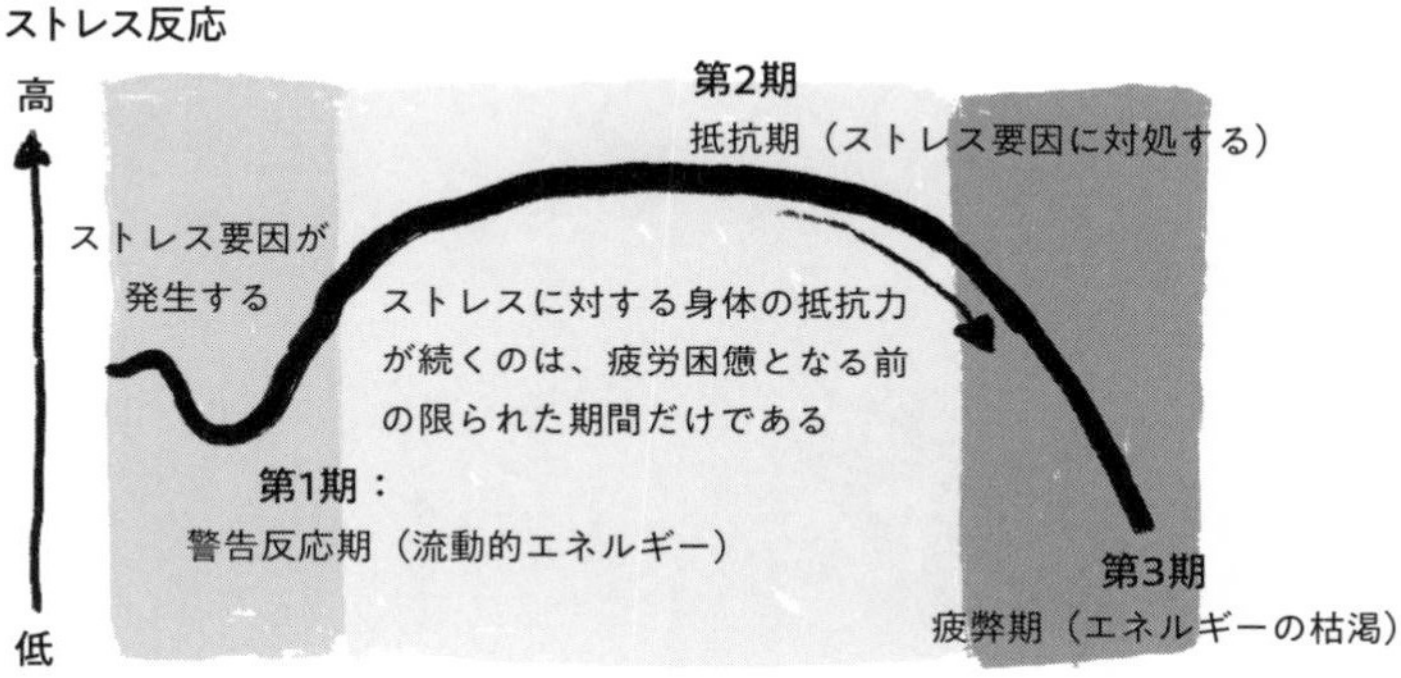

私たちのストレス反応システムは、防御し、そして疲弊します。

す。たとえば、脚をけがしたとしましょう。この薬を飲んだり、ゲルを塗った上にギプスをはめたり、一時的に松葉杖を使ったりすれば、今までと同じように速く動けるし、脚も痛くありません！

しかし、もちろんそのしっぺ返しは翌日にやって来ます。脚が痛み、歩くことすらできなくなるのです。

たとえば準備に奔走した旅行の前夜に、喉の奥がチクチクするのを感じたことはありませんか。きっとそんなときは、空港に向かう途中で、のど飴や咳止め薬、点鼻薬などを買うでしょう。

なぜそんな状態になるのでしょう？休暇中にどんなエネルギーが必要になるかを考える神経伝達物質が、部隊にこん

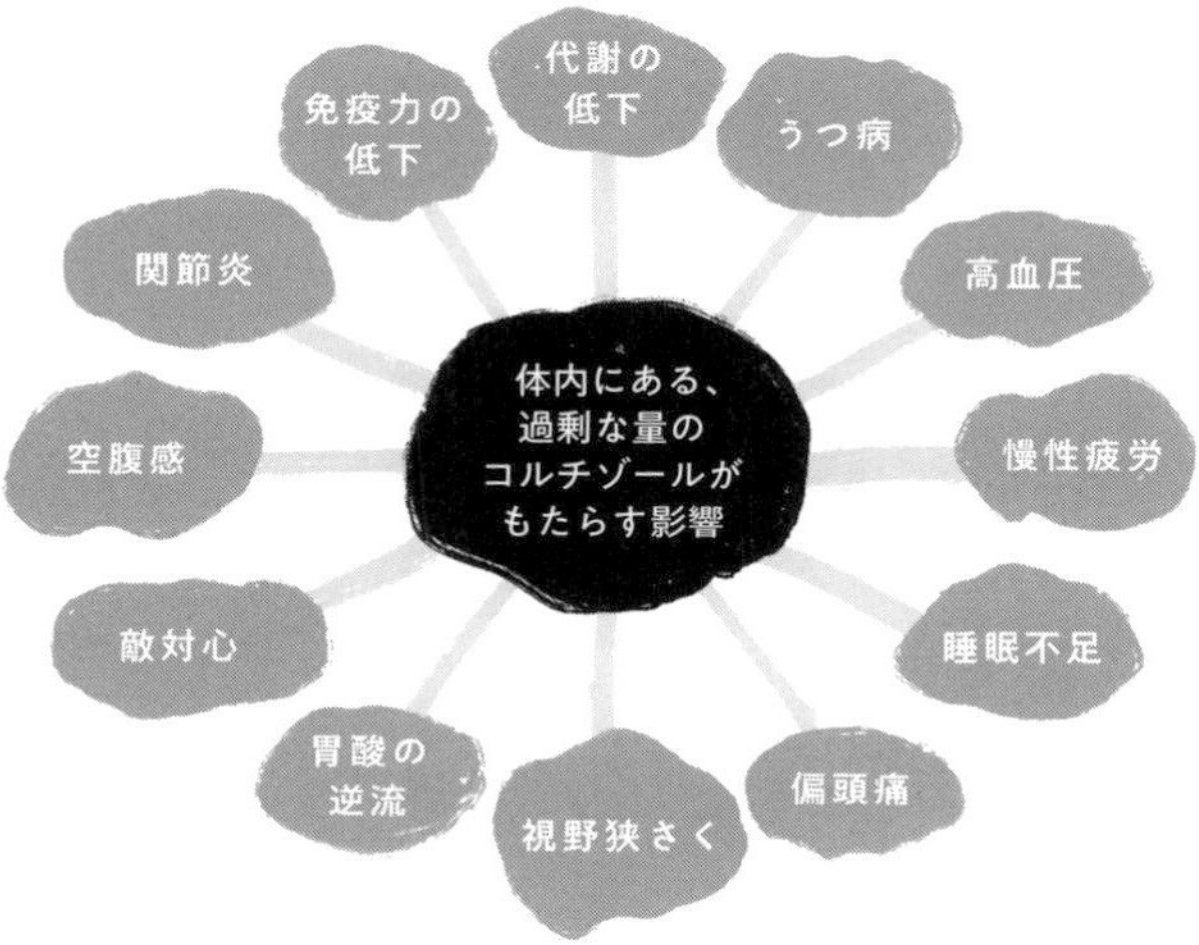

なメッセージを送り始めるからです。

「やあ、みんな。彼女は休暇に入ったぞ。もうストレスホルモンを放出する必要はない。新型コロナウイルス感染症の流行もあってすごくタフな1年だったな。2週間ほど休んでいてくれ！」

単純な話です。そんな風に身体のシステムが変化すると、インフルエンザのような症状が現れる、というわけです。

深い悲しみがうつに変わるとき

大きな喪失を経験すると、人間をはじめ、多くの種類の動物が嘆き悲しみます。飼い主の墓のそばに座り込んだり、飼い主が亡くなった場所に戻って来たりする

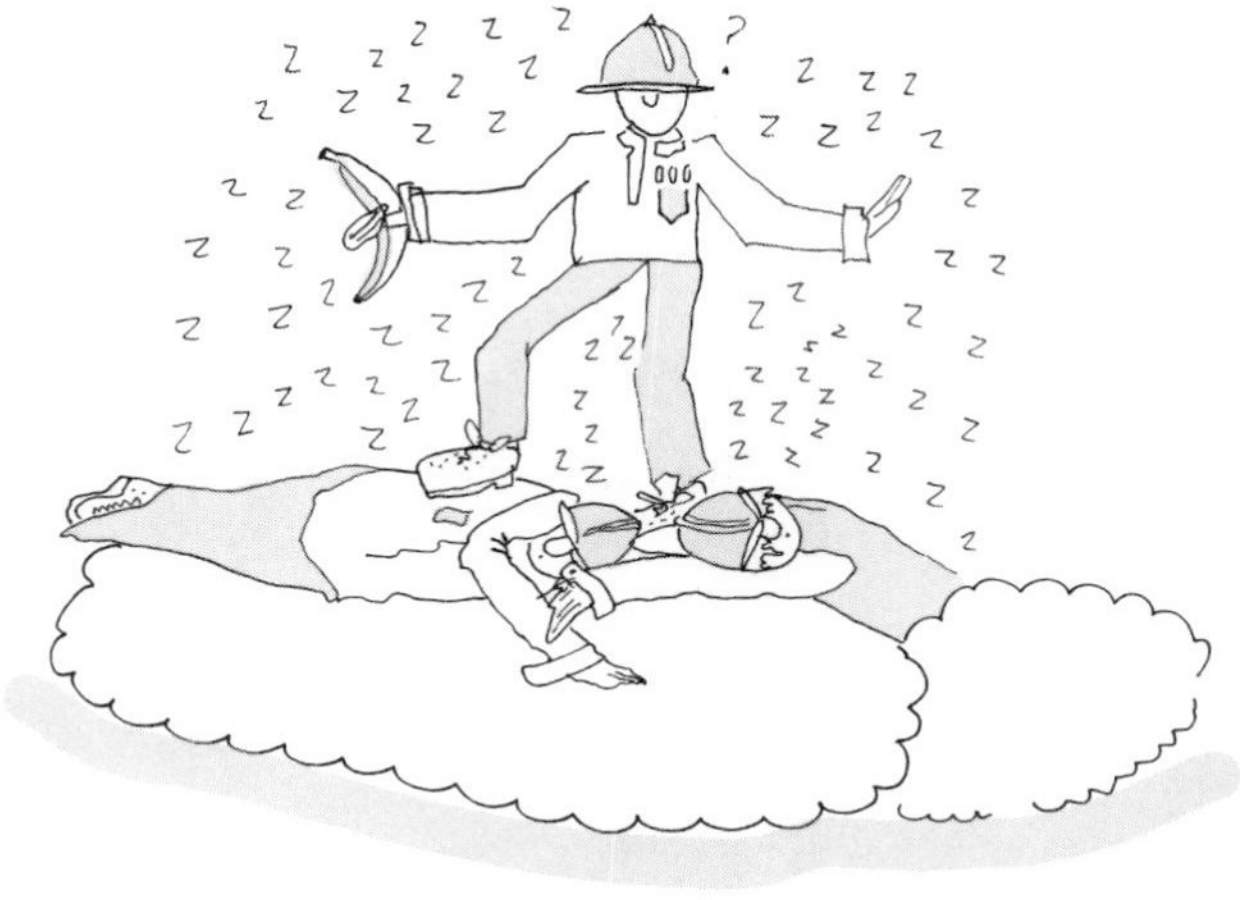

ストレスホルモンが、ようやくひと息つけるようになると……

犬の話は、誰もが聞いたことがあるでしょう。私はそんな話を好みますが、とても悲しいですよね。

人間は、いろいろなことについて説明しようとします。しかし、物事の事情を犬に納得させるのは不可能です。それでも、犬は並外れた鋭い感覚を持っているので、飼い主が亡くなり、もう帰って来ないことは理解しているのではないかと私は考えています。そのくらい、深い悲しみは生物として自然な感情であるといえるでしょう。

深い悲しみは、うつ病の症状によく似ています。食欲がなくなり、生きる喜びを失い、引きこもり、元気がなくなったりもします。どちらも、周囲からの見た目や当人の感じ方は共通しています。

深い悲しみに焦点を当てたセラピー、特にグループセラピーが役立つことがあります。子どもを失うという悲劇に直面した場合は、特にそうです。この想像を絶する喪失は、同じ経験をした人びと

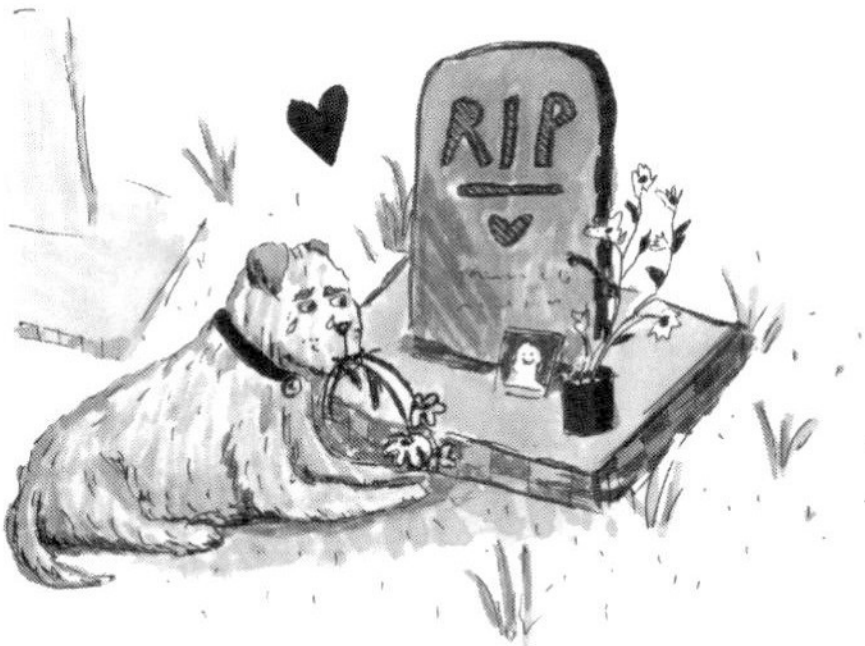

だけが理解できます。そこでは、言葉を使わないコミュニケーションも成り立ちます。

COLUMN

非常に深い悲しみを含む言葉

英語には、子どもを亡くした人を表す言葉がないのをご存じでしょうか。女性が配偶者を亡くせばwidow（寡婦）、男性が配偶者を亡くせばwidower（寡夫）と呼ばれます。また、両親を亡くした子どもはorphan（孤児）と呼ばれます。なぜ、子どもを亡くした人を示す名称がないのかは、よくわかりません。ただ、そのように恐ろしい考えや経験は、英語ではあえて正式に認められなかったのだろうとしか、私には考えられないのです。あるいは、非常に深いレベルの感情を表す際に、英語という言語では限界があったからなのかもしれません。

たとえば、親愛なる古代ギリシャ人は、愛のさまざまな段階や種類を表現する、7つの単語を持っていました。さらに、インド・ヨーロッパ語族に属すサンスクリット語においては、愛を96もの違った単語で表現していたのです！

世界のある地域では、子どもを亡くした親を表す言葉として「vilomah」という呼び名が受け入れられつつあるようです。「vilomah」はサンスクリット語に由来します。サンスクリット語は、「空っぽ」という意味を持つ、「widow（寡婦）」という言葉を生み出した言語でもあります。

私のクリニックに来られる、深い悲しみに包まれた人には、たいてい、うつ病のような症状が見られます。そうした人びとの感じ方や振る舞いは、しばしばうつ病の人に似ています。

私がここで注目したいのは、次のような点です。深い悲しみが2～4週間以上にわたって、気分や物の見方を支配している場合、自然に湧き起こるその感情が、うつ病へと変化する可能性がある、ということです。体内の化学物質が変わると、悲しみが病気の症状に発展するからです。

後ほど、慎重に検討した上で、薬物療法がもたらす効果について述べます。

「vilomah」、つまり子どもを亡くした親が抱えている痛みを薬で治療するのは適切ではないのかもしれません。しかし、そのような体験は深い苦しみを伴うがゆえに、考慮に入れないこともまた間違っているのです。

CHAPTER 3

ブルーな気持ちとうつ病の見分け方

議論を進める前に、次ページの基本モデルを見てください。気分の落ち込みが、私たちにどのような影響を与えるのかを考える際の、大きなヒントとなる図です。シンプルでわかりやすいのが特徴だといえるでしょう。

このモデルは、人間に備わっているあらゆる側面の相関関係を表しています。つまり、身体反応、行動、感情、認知（思考）という要素と、それらが環境と相互に関連しあうことを示しているのです。

セラピーの目的を達成するためには、身体の内外で起きていることをこの基本モデルどおりに区分して考える必要があります。なぜなら私たちの身体はどのような仕組みなのか、そして自分自身が持つこれらの側面がどのように相互に関連しているのか

認知行動療法（CBT）の基本モデル

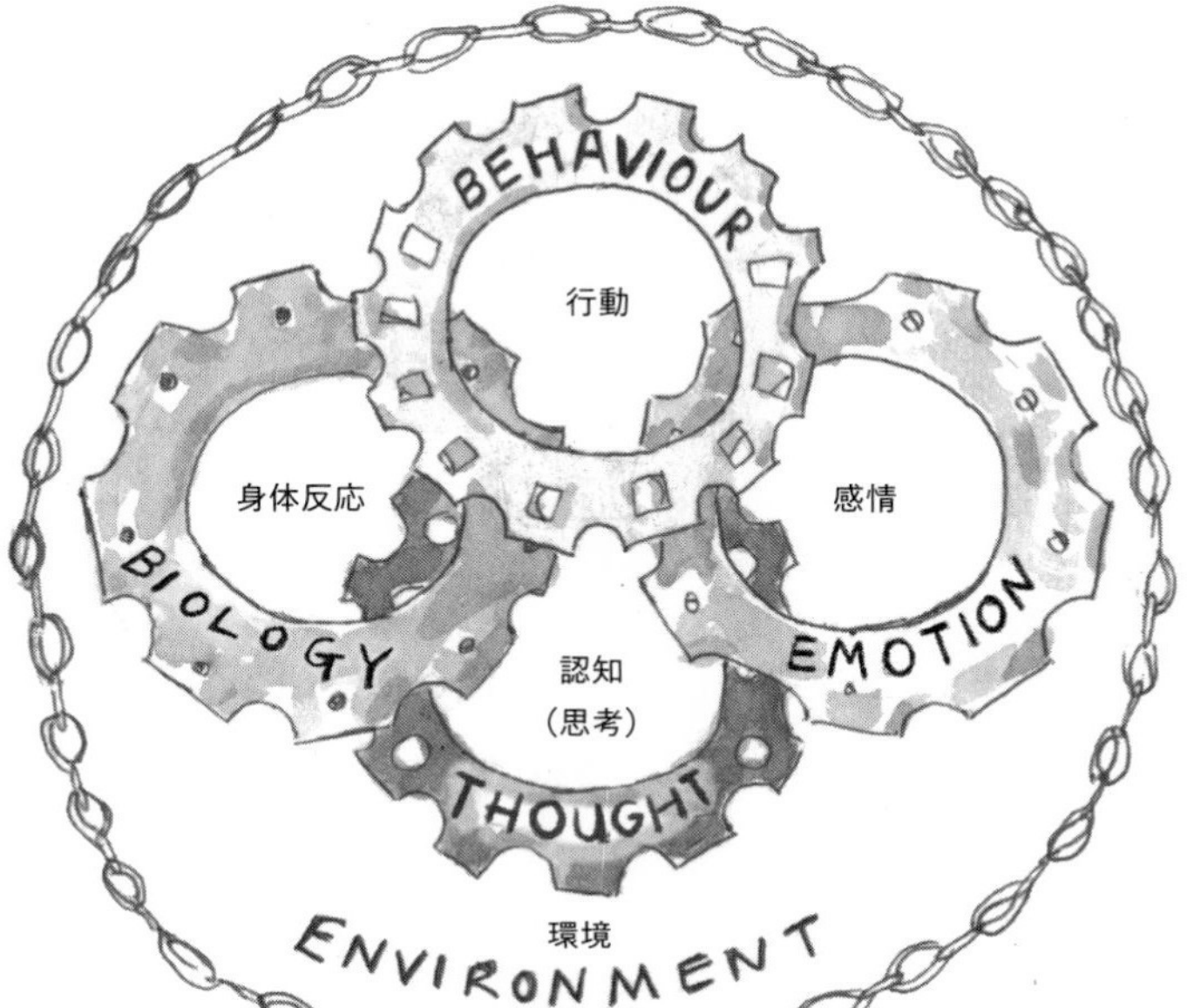

をこの図で整理できるからです。うつ病は、これらのすべての分野に影響を与えます。

ベックうつ病調査表

初診の患者に接するとき、その人がストレスを感じているのか、ブルーな気持ちになっているのか、あるいはうつ病になっているのか、見極めようとします。その際、私は「ベックうつ病調査表」を使って判断しています。

これは、世界各国で使われ、高い評価も受けている調査表です。考案者であるアメリカの精神科医アーロン・ベック博士は、今日実践されている認知療法の創始者だといわれています。

「ベックうつ病調査表」も、私たちの生活で見られる身体反応、行動、感情、認知（思考）の変化を考慮に入れて作られています。

調査表は、点数を合計すれば結果がわかるようになっています。気になる方は自己採点をしてみてください。

ベックうつ病調査表

次の項目を読み、あなたの気分に近いものを丸で囲んでください。

Q1

0―悲しくない
1―悲しみを感じる
2―いつも悲しい気持ちになり、そこから抜け出せない
3―耐え難いほど悲しく、不幸であると感じる

Q2

0―将来について特に悲観していない
1―将来について悲観的だ
2―将来には希望がないと感じる
3―将来には絶望しているし、物事が良くなる可能性もないと考えている

Q3

0—自分がダメな人間だとは思わない

1—自分は一般の人よりダメな人間だと思う

2—過去を振り返ると、失敗の連続だったと感じる

3—自分は完全な敗者だと思う

Q4

0—以前と同じように物事に満足している

1—以前のようには物事を楽しめない

2—何をしても楽しめなくなった

3—何もかもに満足できないし、うんざりしている

Q5

0—特に罪悪感はない

1—罪悪感を抱くことが時々ある

2—罪悪感を抱くことがよくある

3―いつも罪悪感を抱いている

Q6
0―自分が罰せられているとは感じない
1―自分は罰せられる可能性があると感じる
2―自分は罰せられるべきだと思う
3―自分は罰せられていると感じる

Q7
0―自分に失望していない
1―自分に失望している
2―自分に嫌悪感を抱いている
3―自分のことを憎んでいる

Q8
0―自分が他人より劣っているとは思わない

1―自分の欠点や間違いに対して批判的だ
2―自分の失敗をつねに責めている
3―悪いことが起きると、すべて自分のせいだと思い自らを責める

Q9

0―自殺を考えることはまったくない
1―自殺について考えることはあるが、実行しようとは思わない
2―自殺したい気持ちがある
3―機会があれば自殺するつもりだ

Q10

0―いつもより泣いたりはしていない
1―以前よりも泣くようになった
2―最近はいつも泣いている
3―以前は泣くことができたが、最近は泣きたくても涙が出ない

Q11

0—以前より物事にイライラしなくなった
1—以前より少しイライラしやすくなった
2—しょっちゅう腹を立てるし、イライラすることもある
3—つねにイライラしている

Q12

0—他人への関心はなくなっていない
1—以前より他人への関心がなくなった
2—他人に対する関心をほとんど失った
3—他人に対する関心がまったくなくなった

Q13

0—以前と同じように物事を決断できる
1—以前より物事の決断を先延ばしするようになった
2—以前より物事を決断するのがかなり難しくなった

3―物事の決断がまったくできなくなった

Q 14

0―以前より自分の見た目が悪くなったとは感じない

1―自分が老けて見えるのではないか、魅力的に見えないのではないかと心配している

2―自分の見た目は、今後ずっと魅力のないままなのだろうと感じている

3―自分の見た目は醜いと信じている

Q 15

0―以前と同じように物事に取り組める

1―何かをやり始めるときに、以前より努力が必要になった

2―何をするのにも、かなり無理をしている

3―まったく何もできない

Q16

0―いつものとおり眠れている

1―以前ほどよく眠れない

2―いつもより1～2時間早く目覚め、その後なかなか寝つけない

3―以前より何時間も早く目覚め、その後再び寝つくことができない

Q17

0―いつもより疲れているとは感じない

1―以前より疲れやすくなった

2―ほとんど何をやっても疲れる

3―疲れていて何もできない

Q18

0―いつもどおりに食欲がある

1―以前より食欲がなくなった

2―食欲がほとんどなくなった

3―食欲がまったくない

Q19

0―最近、特に痩せたりはしていない
1―最近、2kg以上痩せた
2―最近、4kg以上痩せた
3―最近、6kg以上痩せた

Q20

0―いつもより体調に不安があったりはしない
1―痛みや胃のむかつき、便秘など、身体の不調が気になる
2―体調不良がとても気になり、他のことを考えるのが難しい
3―体調不良が気になりすぎて、他のことはまったく考えられない

Q21

0―最近、性欲に変化があったとは思わない

1　以前より性欲がない
2　性欲がほとんどない
3　性欲がまったくない

質問すべてに答え終わったら、21項目の点数を合計してください。
最高で63点、最低で0点となっています。

合計点からわかるうつ病の程度

0〜10点　この程度の気分の浮き沈みは普通である
11〜16点　軽度の気分障害
17〜20点　うつ病に近い
21〜30点　中程度のうつ病
31〜40点　重度のうつ病
41点以上　非常に深刻なうつ病

あなたや、あなたの家族、恋人の点数はどうでしたか。合計点数に応じて治療のアプローチは大きく異なります。これから私と一緒に、それぞれの程度について見ていきましょう。回答者が経験しているかもしれないうつ病の症状や度合いを、より正確に理解できるようになるはずです。

0〜10点

よくある程度の気分の浮き沈みです。

駐車違反の切符を切られる、足のつま先をぶつける、爪が割れる。そういうこともあります！　イライラしますよね。同じ日に悪いことが重なれば、少しブルーな気持ちになったりするでしょう。

11〜16点

軽度の気分障害。

これくらいの点数の人は、職場で燃え尽き症候群になり始めているケースが多いです。あるいは、家族間に問題があり大きな苦痛を抱えている場合もあります。10代の子どもたちとの関係や、親の死後に生じた、遺産の分配を巡る兄弟姉妹との争いなどといった問題が挙げられるでしょう。

これくらいならまだブルーな気持ちの範囲内に入るのかもしれません。しかし、イライラや動揺が増していっている状態です。

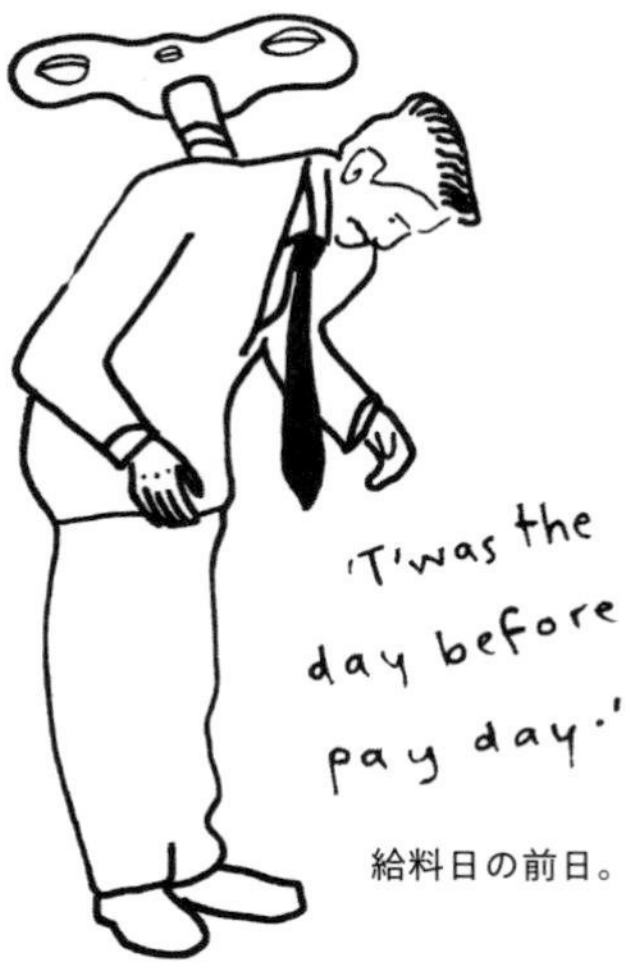
'T'was the
day before
pay day.'
給料日の前日。

17〜20点

うつ病に近い状態。事態はかなり深刻になりつつあります。

日常生活における不快な出来事と同時に、あなた自身の状態も変える必要があると、身体が訴え始めています。「早く何かを変化させなければ、身体面、感情面、精神面で代償を支払うことになる」というメッセージを、あなたは受け取っているのです。

このとき、あなたの腸の具合も悪くなり始めています。

イライラすることが増え、疲労感が増し、睡眠を取っても爽快感が得られなくなります。疲れ果てて、人生の楽しみがどんどんなくなっていくでしょう。しかし、それでも何とか起床して毎日の用事に取り組もうとします。

21～30点

ついに大台に乗りましたね。

21～26点であるうちは、私は心理療法のみで対応します。しかしながら、点数がそれ以上になると、うつ病の範囲に入ってくるので薬物療法が必要になります。心理療法が効果を発揮し始める前に、薬での治療が求められます。

多くの人が、このレベルになってもそのまま日常生活を送り続けます。しかし、人生はますますむなしく感じられ、あらゆる事柄が面倒に思えてきます。集中力、注意力、判断力が低下しているため、通常よりもエネルギーを消耗します。

これらの心理的機能は、主に側頭葉の働きによるものだといわれています。側頭葉は働きが複雑な上に壊れやすいものです。それゆえ、軽度～中程度のうつ病であっても、機能が低下し始めます。必然的に最初に停止するシステムで、正常レベルに戻るのは最後です。

26点以下であれば、薬物療法を行わずに心理療法を開始しても良いと私は考えます。それにそのレベルであっても、環境や対人関係のあり方を調整することで、うつ病の症状が軽くなる場合もあります。他方で、薬物療法を強く勧める前に、心理学に基づいた治療のみでどこまで対処可能かに注意します。私を担当してくれた精神科医もそうしていました。次のような方法です。

先ほども述べたように、私の場合、躁状態が終わって意識が地上に戻ると、うつ状態がひどくなりました。食事は喉を通らず、ベッドからほとんど出られなかったのです。体重は極端に減り、痩せ衰えていきました。しかし、当時、私の頭の中にいた自分は、まるでファッション業界を描いたコメディドラマの主人公のようでした。「帽子、手袋、靴はいくつあっても足りない。どんなに痩せても痩せ足りない」。

しかし、担当医だったマーガレット・ハニーマンは、私の思い込みとは無縁でした。それに私はとても落ち込んでいたので、痩せていることに喜びを感じられる状態ではなかったのです。マーガレットは言いました。「これから2週間のうちに、自己啓発、自然療法、食事療法、運動療法など、さまざまな手段を使って精神状態を整えてください」と。私はあらゆる手段を使いました。本当にあらゆる手段を！

もし2週間が過ぎても病状が目立って改善していないようなら、ついに薬物療法に突入です！　私は、人間としても、心理学者としても落第者になったような気がしました。でも、その考えは間違っていたのです。

31～40点

重度のうつ病。薬物療法が必要かどうかについて議論する猶予はありません。ハーブやフラワーエッセンスで回復できる時期は過去のものとなりました。このレベルになると、うつ病によって身体は衰弱します。自殺願望の頻度と強度も増すため、入院が必要になることもしばしばです。

臨床学的に言って、あなたはうつ病です。しかし、適切な薬物療法、家族のサポート、休養、地域の支え、個別の心理的支援があれば、乗り切ることは可能です。

この段階では、以下のことが肝心です。

1. 主治医に連絡する（すでにされているとは思いますが）
2. 仕事を休む（主治医が診断書を作成してくれます）
3. 休職制度があるならそれを利用する。傷病手当金や所得補償保険を申請する

41点以上

個人で診療している心理療法家が、このレベルの患者に出会うことはめったにあり

ません。すでにご家族はうつ病の重症度をよくわかっていて、民間や地域の臨床医に連絡を取っているケースが多いのです。

入院は、望ましくない方法だと思われがちです（何度も入院した私自身の経験から言っています）。しかし、それが患者を守る唯一の道であることは多くあります。大切な人の入院を決断するのは簡単ではありません。でも、そんなときこそ、自分はメンタルヘルスの専門家ではないことを思い出してください。

この段階になると、自殺願望が頻繁に現れ、自殺未遂が始まることもよくあります。このように非常に重度のうつ状態は、精神病性うつ病に発展することが珍しくありません。

精神病性うつ病は、大うつ病（この「大」は重症度を表しているわけではなく、「主要な」という意味です）の特殊型であり、重度のうつ病に何らかの精神病が含まれる場合に発症します。幻覚・幻聴（自分は悪い人間であるという声を聞く、など）、妄想（自分はダメな人間で無価値であると強く感じる、など）、またはその他の、現実から乖離した症状が現れます。

世界最大級の医療情報サイトであるWebMDによると、うつ病で入院した人の約25%が精神病性うつ病を患っています。

精神病性うつ病の発症はまれで、程度も重症です。特に、専門家に助けを求めようとしない人が罹患する可能性が高いといわれています。

うつ病の原因は何なのか？

ここまで読んだあなたは、あなた自身、あるいはあなたの大切な人の人生にうつ病が関わっているかどうか、わかったと思います。では、考えられるいくつかの原因を見ていきましょう。

ここで重要なのは、うつ病の原因がひとつに絞られることは、まれであるとい

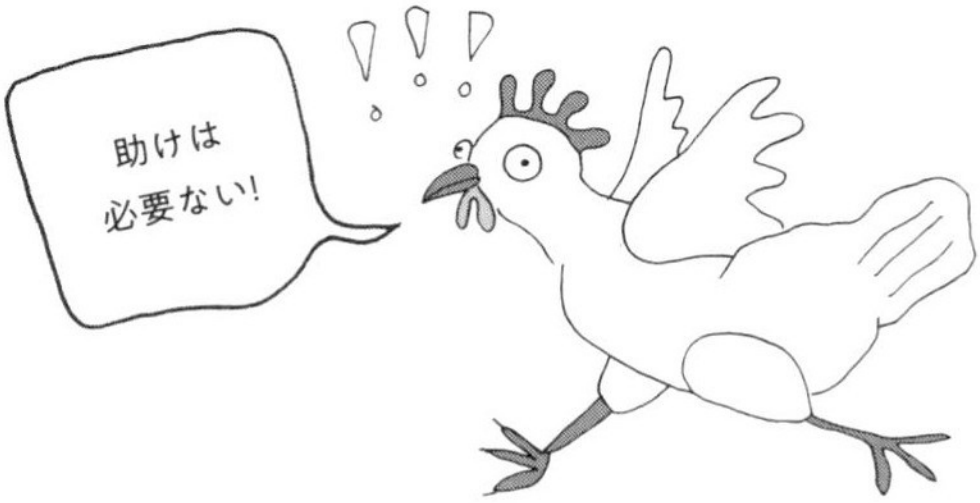

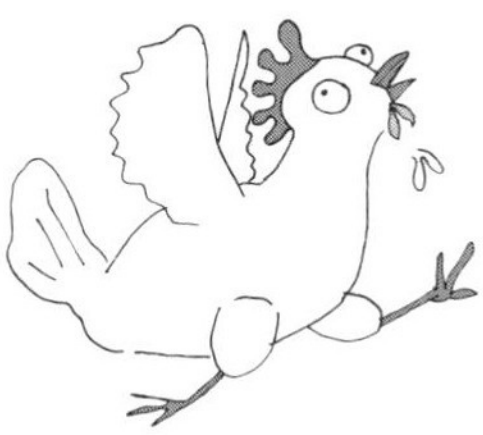

う点です。うつ病は、いくつかの要因が重なって発症することが多いのです。

遺伝

遺伝的にうつ病になりやすい素質を受け継いでいる人がいるというのは、研究で明らかになっています。しかし、遺伝的な素質を持っているからといって、一生のうちに必ずうつ病になるというわけではありません。ただし、遺伝的にストレス耐性が低いので、うつ病を患うリスクが高い可能性はあります。

生化学物質の不足

これは、遺伝子の理論と密接に関係しています。科学が人間の脳について解明すればするほどわかってきたこと。それは、私たちの気分は脳内の電気的活動や、特定の化学物質によって左右されているという事実です。ドーパミンは喜び、セロトニンは気分の高揚、エンドルフィンは快感をもたらします。

絶望とは、「愛や情熱」といったような、詩的で抽象的な概念ではありません。また、絵を描いたり、詩や歌を書いたりするといった行為のような、まるで自分の外側に存在するものでもないのです。
そうなんです。皆さん、わかりますか。絶望は、私たちの生物化学、つまり私たちの身体に関わっています。肉体によって維持され、確立されるのです。

こんな風に想像してみてください。あなたはスイッチを押して電気をつけようとします。あれ？　電気がつきません。なぜなら、電力がないからです。電力がなければ、スイッチは入れられません。

あなたの身体も同じです。目が覚めて、一日を喜んで迎えようと強く思ったとします。しかし、電源が入っていなければ、それは不可能です。幸せな気分になり、また物事に興味を持ちたいと願いますが、それが叶う見込みはありません。なぜでしょう？　それは、それらを経験するために必要な生化学物質がないからです。電力がなければ電気がつかないのと一緒です。

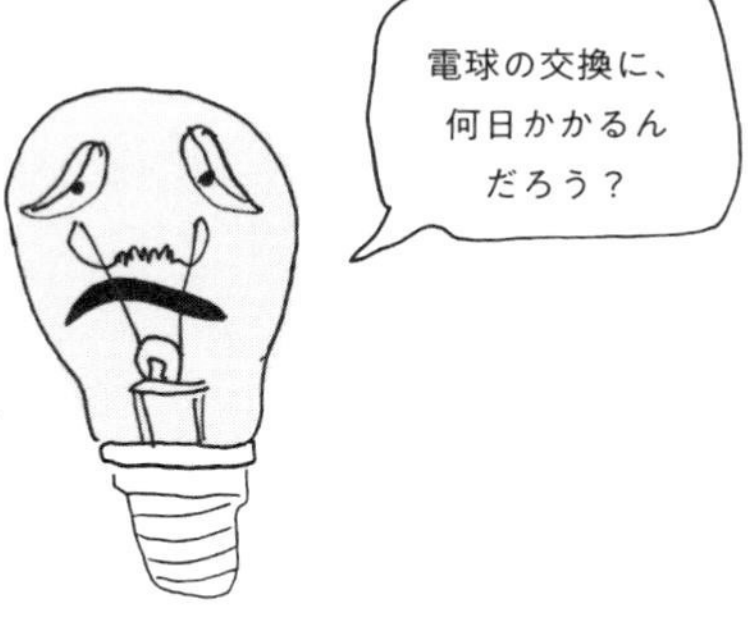

他の病気かも？

うつ病は、他の身体的な病気と隣り合わせに発症する場合もあります。また、他の病気がうつ病のように見えることもあります（たとえば、甲状腺機能低下症、睡眠時無呼吸症候群、腺熱など）。ですから、うつ病と診断する前に、担当の医師がこれらの病気の可能性について考えるのも重要です。

さて、おわかりいただけたでしょうか。うつ病は、いろいろな意味で複雑な病気です。生物学的にも、行動や認知の面でも、衰弱をもたらします。しかしながら、先述したとおり精神病の治療に対する抵抗はいまだに世界中で見られます。

どうしてこんなに大騒ぎする必要があるのでしょう？

CHAPTER 4

精神医学に対するイメージ

あなたや、あなたの大切な人が受けられる治療法についてお話しする前に説明しておきたい事実があります。先にも述べたように、心の健康に関する問題に触れたり、あるいは精神科の専門医に助けを求めたりすることについて、多くの人が消極的であるという側面です。今も存在する、精神病の治療に対する不安は、さまざまな要因から生じています。

・**映画とテレビ**：『カッコーの巣の上で』は、1970年代を象徴する映画となりました。ジャック・ニコルソン演じる主人公は、愛すべき悪党としての顔も持つ人物です。彼は電気けいれん療法（ECT）を施されます。そして映画の最後では、前頭葉の切除手術をも強引に受けさせられるのです。いずれも、望ましくない行動様式を変えるのを目的とした治療です。

・**歴史をさかのぼる**：ある実話を紹介しましょう。アメリカ、バーモント州出身の著名な弁護士が、うつ病を治そうとしてバケツの水に頭を突っ込みました。しかし、治療が成功する前に彼は溺れてしまいます。そう、これは本当にあった話。ただし、1806年、つまり200年以上前の出来事である点を忘れてはなりません。この頃は、正統医学（薬と手術で病気を治療する現代西洋医学）がまだ初期段階にありました。ヒル療法や放血といった治療も盛んに行われていた時代です。また、細菌論（伝染病は微生物によるとする説）の概念がなく、細菌感染した傷には清潔な包帯が必要だと考えられていた時期です。

・**信仰**：宗教団体の「サイエントロジー」は、精神医学の中傷にかなりの時間と労力を費やしてきました。例を挙げましょう。「精神医学は脳にダメージを与える」という同団体の記事があります。そこでは、電気けいれん療法は「豚の屠殺技術を人間に応用した、極めて残忍な方法」だという説明がなされています。ちなみに、人間に対する洗脳においても、同様のことが言えると私は考えます！

ここに挙げたような認識が残り続けるかぎり、世界中の何百万という人が治療を受けないままになるのは明らかです。しかし、精神医学を取り巻く恐怖と無知は、臨床に関する時代後れのイメージに基づいています。大衆エンタメに登場するような初期の恐怖物語から長い道のりを歩んで、精神医学はようやく医学の一分野として認められるようになりました。

ああ！　私って、そこまで絶望的な状態じゃないんですね!?
——何人もの、本当に何人もの患者が口にした言葉

あらゆる精神医学に対するネガティブな見方の主な理由。それを示すのが、こういった患者による言葉でしょう。患者は信じています。「『気が狂いそうに』なっている自分は、もうおしまいだ。拘束服を着せられた上に監禁され、しかも扉の鍵は投げ捨てられてしまうのだろう」と。

実際には、**うつ病は他の病気と同じです。**脳は私たちの行動や感情、発言のすべて

において中心的な役割を果たす、非常に特殊な物体です。しかし同時に、単なる臓器のひとつにすぎません。ただし、人によっては、この事実を認めるのがとても難しいのです。体調の悪いときは、特に困難でしょう。

私たちは、他の臓器に何か問題が起きると、ためらうことなく休息し、薬を飲みます。特に疑問も持たず、そうすることが多いのです。負傷した臓器や骨には「優しく」する努力をします。

たとえば、スキー場でちょっとした失敗をして左のイラストのような姿になったとします。「その後、すぐにマラソンに参加する」なんてことにはならないと私は思います。その代わりに、医師の診察を受け、回復に必要な治療やリハビリといったサポートを受けることになるでしょう。

しかし、集中力、注意力、判断力の低下など、脳がうつ病の症状を現し始めると、あなたは自分にイライラします。症状に対抗して最初に取るのは、きっと次のような行動です。もっと働く、もっとコーヒーを飲む、助けを求めない、などなど。その間ずっと、自分にこう期待しています。
「この状態を乗り越えられるはず！」

繰り返します。脳は私たちの身体にとって極めて重要ですが、同時にひとつの臓器にすぎないともいえるのです。

もし、自分の脳を休ませ、ケアをする必要があるとしても、それはあなたがダメな人間であるとか、あなたの性格に欠陥があるということを意味するのではありません。

精神疾患（うつ病や不安症状を含む）につきまとう恥の意識は、たしかに映画やメディア、社会からもたらされます。
しかし、治療する上での最大の障害は、

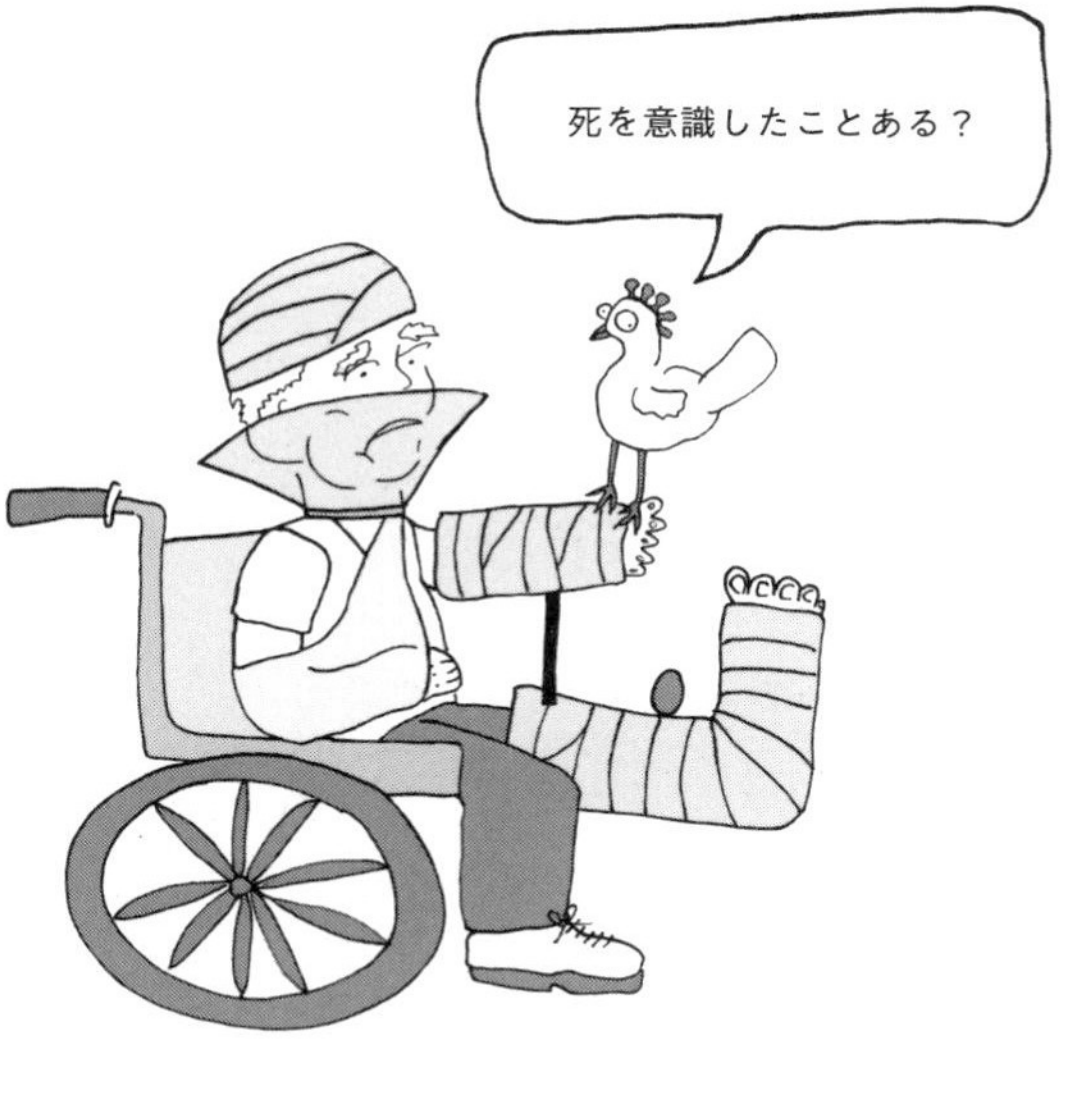

たいてい自分自身の内側にある感覚です。つまり、恐怖や、自分はダメな人間であるという考えなのです。

頭の中で生きている

私たちの目も耳も呼吸器も頭部についていますし、頭の中にある脳を使って物事を考えます。したがって、まるで自分は頭の中で生きているかのような感覚になったとしても不思議ではありません。

その結果、脳にはあらゆる神秘的な力があると思われがちです。魂、そしてもしかして精神も、頭の中にあるのでしょうか？　あの世への切符も、そこに入っ

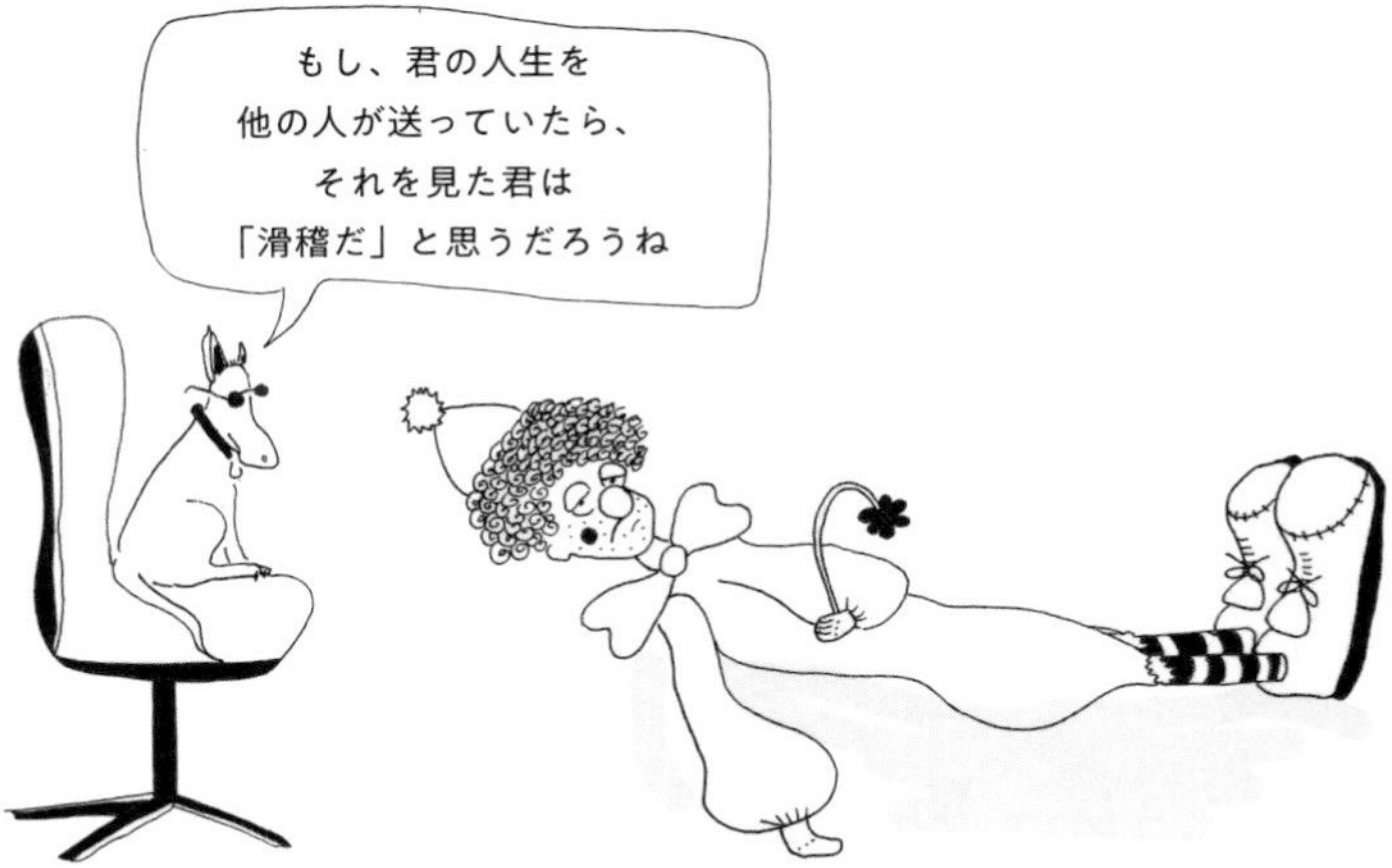
もし、君の人生を
他の人が送っていたら、
それを見た君は
「滑稽だ」と思うだろうね

ている？

このような思い込みは、脳を過剰に保護しようという感覚をもたらします。脳は、決して薬物療法を受けてはいけない臓器である。あるいは、精神医学が施されると、「自分」に取り返しのつかないダメージを与えられかねない。そのような感覚が生じるのです。

専門家を選ぶには

心理療法家と精神科医の区別が、まだ十分についていない人もおられるでしょう。そんな場合、次の情報が役立ちます。あなたが助けを求めるとき、どちらの専門家を選ぶと良いかという判断に関わるので、重要な情報です（かかりつけ医も、その判断に協力してくれるかもしれません）。

精神科医の主な役割は、精神面で不調をきたしている人の診断と治療です。特に、生物学的な治療に重点を置いています。ただし、それ以外の事柄にも注意は払います。

他方、心理療法家は薬を処方することはできません。この点が大きく違うといえるでしょう。両者とも、治療に従事する点では同じだとしても、です[*3]。

さて、たしかにあなたのかかりつけ医も助けになってくれるでしょう。しかし、彼らは、メンタルヘルスの分野で専門的な訓練を受けた医師ではありません。資格上の理由で、処方できる薬も限られています。

誤解しないでくださいね。かかりつけ医を受診した人の大半は適切な治療を受けています。私がここで言いたいのは、精神科医はメンタルヘルスの専門家だと

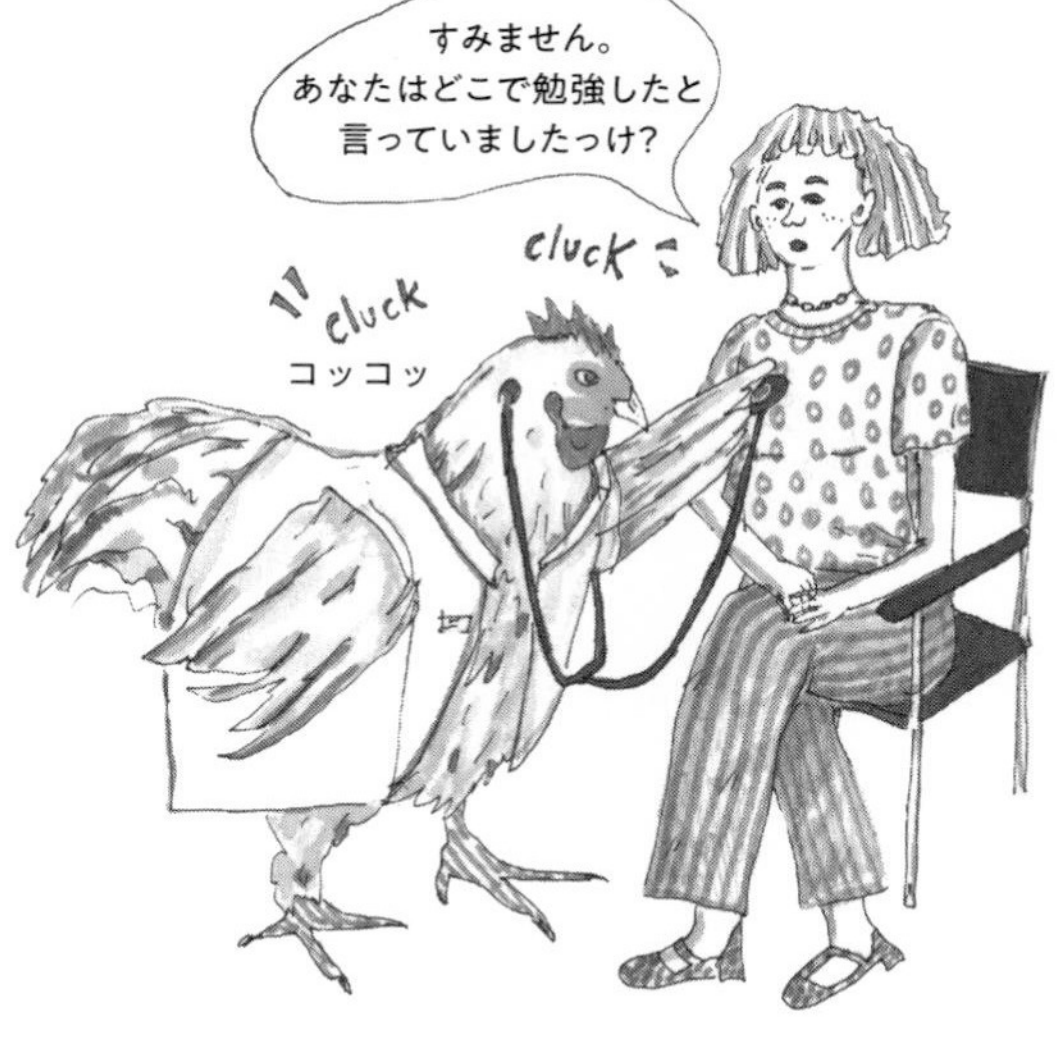
すみません。
あなたはどこで勉強したと
言っていましたっけ?
cluck
cluck
コッコッ

いうことです。腫瘍専門医が、がん治療の専門家であるのと同じです。

精神科医は最初の面談で、患者に関する情報を集めるのと同時に、評価を行います。その人が患っているうつ状態が、生物学的なものなのか、あるいは心理や環境に基づいたものなのかを判断するのです。熟練した精神科医は、ふたつのうちどちらのタイプであるかを見分けられます。そして、生物学的な治療（たとえば、薬物療法や電気けいれん療法）、心理療法、あるいはその両方の組み合わせの有用性について、情報に基づいた予測を立てます（私はここで、「熟練した精神科医」という言い方をしました。旧来の精神医学は、非常に医学的志向が強かったからです。かつては、心理学的アプローチ、そして心理療法家そのものは、専門家たちの中でも立場の弱い補助的な存在と見なされていました。しかし、今は事情が異なります。疾病に注目する精神

＊3　心理療法家はカウンセリングで相談者の心の状態を把握したり、適切な認知へ導いたりするが、カウンセリング中の医療行為（病気の診断や薬の処方）は禁じられている。このような医療行為が許されるのは、国家資格である医師免許を持つ精神科医のみである。

医学だけでなく、メンタルヘルスを含む心理学も重視する精神科医が望ましいのです。もし、自分の担当医がそうであるかわからない場合は、遠慮せずに尋ねてみてください。そして必要ならば、別の医師を探してもいいのです！）。

この話題に関連して、いくら強調してもし足りない点があります。それは、メンタルヘルスの専門家として誰を選ぶかを決断する際、選択肢があるのなら**「自分に合うかどうか」**を確認してほしいということです。学術的には、それを「インタラクティブ・フィット（interactive fit）」と表現します。

例を挙げましょう。買物療法（買い物によるストレス解消）をしようと思い、あなたは店に行って靴を買いました。スタイルも見た目も望みどおりで、これを履いて外出したら最高の人生が送れるはず。しかし、通りを歩きながら、その靴が自分の足に合っていないことに気づき愕然とします。きつすぎる上に硬く、柔軟に形を変えることもできないのです。せっかくお金をかけたのに、自分にピッタリではないと感じました。

セラピストも同じです。**もし自分に合わないのであれば、毎週セッションを重ねる**

必要はありません。セラピストや精神科医に、「これで最後にします」と伝えましょう。たとえそれが、初めてのセッションの後であっても構いません。彼らが気分を害したとしても、それは彼らの問題であって、あなたの問題ではないのです。合う人が見つかるまで探しましょう。

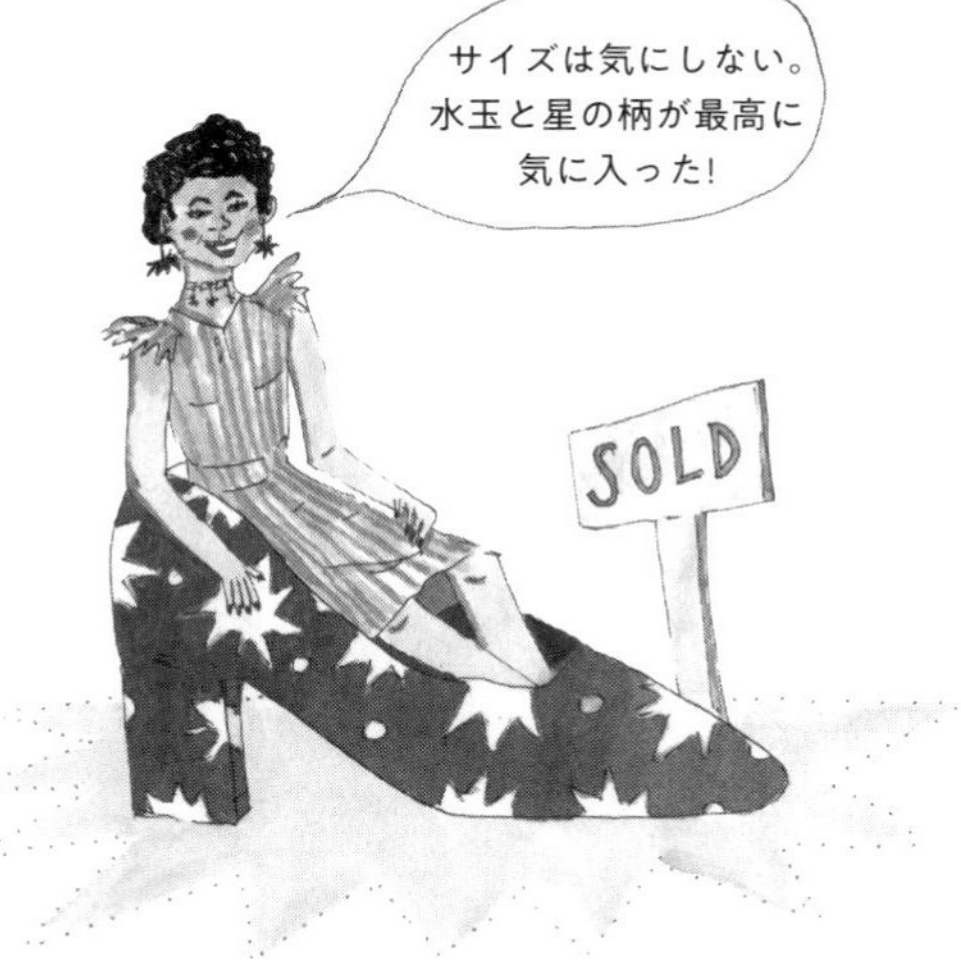
サイズは気にしない。
水玉と星の柄が最高に
気に入った!
SOLD

CHAPTER

5 薬を飲むべきか、飲まないべきか？

今日、西洋諸国では、薬物療法に反対する極めて強大なロビー活動があらゆる場所で行われています。また、その他の医療分野に比べ、精神医学（向精神薬）に関する反対はいたるところに存在しています。もちろん、抗生物質や抗炎症剤の服用を拒否する人もいることはいますが、その人数はそれほど多くはないのではないでしょうか。実際、私が目にする患者の何人もが、「薬は必要ない」とかたくなに主張し、向精神薬を飲もうとしません。どうしてでしょう？　その答えを知る手がかりをお教えします。

読者であるあなたが何歳なのか、私にはわかりません。しかし、１９６０年代や70年代に生まれた人、あるいは自分の両親や祖父母がそれくらいの年齢だという方も、おそらくいらっしゃるでしょう。いずれにせよ、個人的な体験として、あるいは世代を超えた記憶として、精神病治療に関するあまり良くないエピソードを、多くの人がご存じなのではないでしょうか。

西洋において、1960年代は社会が大きく変化した時代です。核家族が、それこそ社会構造の「核」として根づいていきました。男性は毎日仕事に出かけ、妻や子どもは家に残されます。たいてい、家は郊外にある、みすぼらしい箱のような建物でした。退屈し、憂うつで、不安を抱いた1960年代の主婦たちは、医師に助けを求めます。

ザ・ローリング・ストーンズは、「マザーズ・リトル・ヘルパー」という曲で、不安の時代の幕開けを飾ります。郊外に住む主婦が、夫や子どもとうまくやっていくために小さな黄色い錠剤を飲む様子を歌っていました。

ベンゾジアゼピンなどの抗不安剤（注：抗うつ薬ではない）は、「害のない万能薬」という名目で社会に浸透しました。副作用も中毒性もないとされ、医師に売られていたのです。世界中で、何百万人もの人びと（主に女性）にこの現代の万能薬が処方されたのです。しかし、皆がそろそろ服用をやめようと考えたとき、問題が起き始めました。
そのときようやく、科学者や開業医たちは、この「医療事故」の重大さに気づきました。医師たちは社会から非難されます。「彼らは製薬会社の奴隷で、新しいゴルフクラブ一式や、熱帯リゾートでの1週間の滞在のために、喜んで最新の薬を人びとに処方した」。そのように解釈されたからです。医師たちの立場からすると、「そういう時代だった」ということなのかもしれません。

当時は、医師を口説くために、製薬会社はどんどんお金を使っていました。私自身も、経費を全額負担してもらい、学会などで講演するためにビジネスクラス

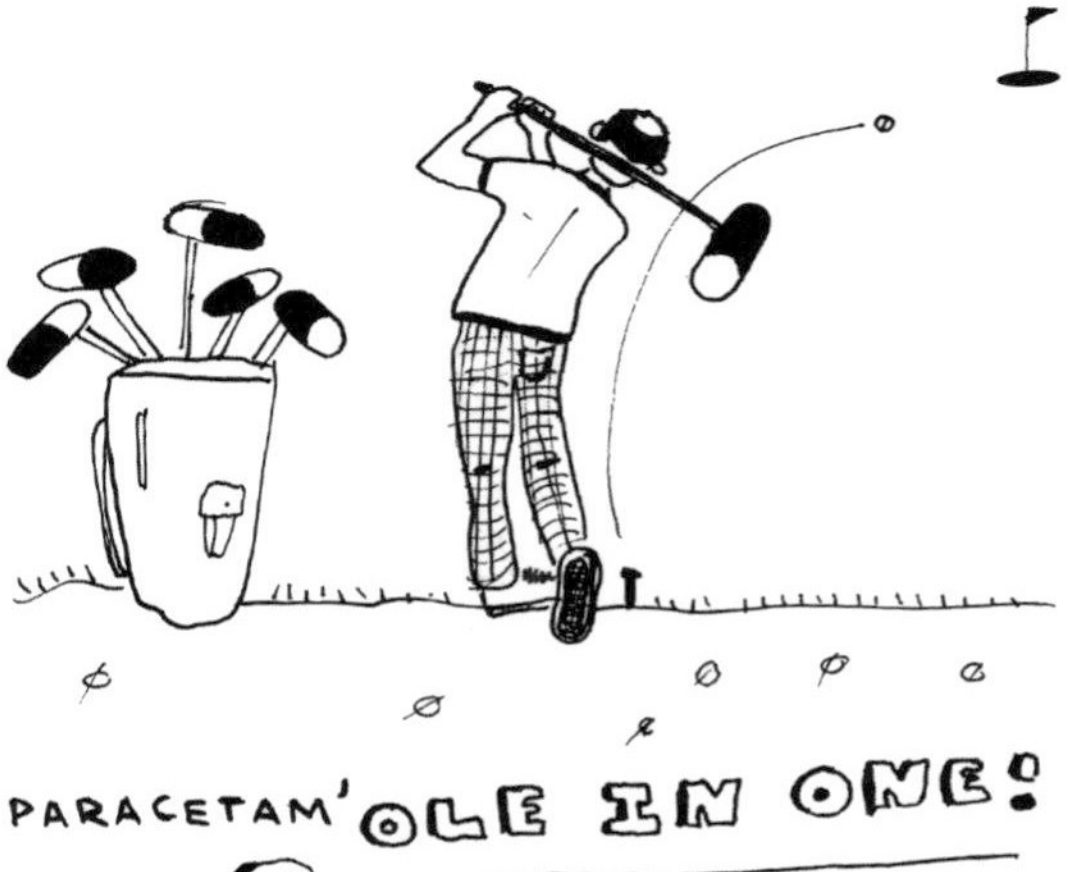

パラセタモール・イン・ワン！

で南太平洋を飛び回ったことがあります（このような行為は、今では認められておらず、合法でもありません）。しかし、金銭的に優遇されていたからといって、かかりつけ医たちが危険を承知しながら患者たちにどんどん抗不安剤を処方したとは考えにくいでしょう。

ここで言いたいのは、医師が抗不安剤を処方し続け、人びとがそれを服用し続けたのは、そういった薬に**効果があったからだ**、という事実です。それらは多くの人の不安を和らげました。問題は、抗不安剤の常習性が高かったという点にあるのです。[*4]

今は違う時代に生きているとしても、人びとには過去の記憶が残っています。この途方もない混乱の結果、精神科の薬物療法は、第一の選択肢ではなく、最後の選択肢として考えられているのが現状です。

＊4　抗不安剤は、日本では臨床の現場において、有用な治療薬として多くの医師に使用されている。医師の指示に従い、用法・用量を守って服用することが重要である。

薬物療法を試す

正直にお話しします。私がある学会に参加したときのことです。著名な精神科医が、聴衆の神経科学者に対してこんな質問を投げかけました。

抗うつ薬がどのように効くのか、どなたか正確に教えてください。

――メルボルン大学精神医学教授
グラハム・D・バローズ医学博士、2000年

たしか、誰も返事をしなかったと思います。私の知るかぎり、現代では次のように理解されています。神経伝達物質というダーツボードに化学薬品という矢を投げ、それが機能するかどうかを観察するという形が取られている、と。このたとえで大切なのは、**化学薬品はたしかに機能している**、という点です。

私はこの事実を、自分の体験から学びました。私はうつ病によって絶望を感じていましたが、それを薬物療法で軽減させられるとは、まったく信じていなかったのです。

しかし、私は危険な状態にありました。それに、先に述べたように、精神科医はすでに薬以外の治療法を試す時間を与えてくれていましたが、何もかもが少しも役に立たなかったのです。

私は精神科医にこんな質問をしました。「多くの場合、うつ病は自然に治るというのは本当なのですか?」

彼女は答えました。「そうですね。一定期間、たとえば6カ月から12カ月間ほど、ストレスや緊張を感じない世界で生活すれば自然に治るでしょう」。

「うーん。その可能性はほとんどないということか。薬物療法を試そうかな」と

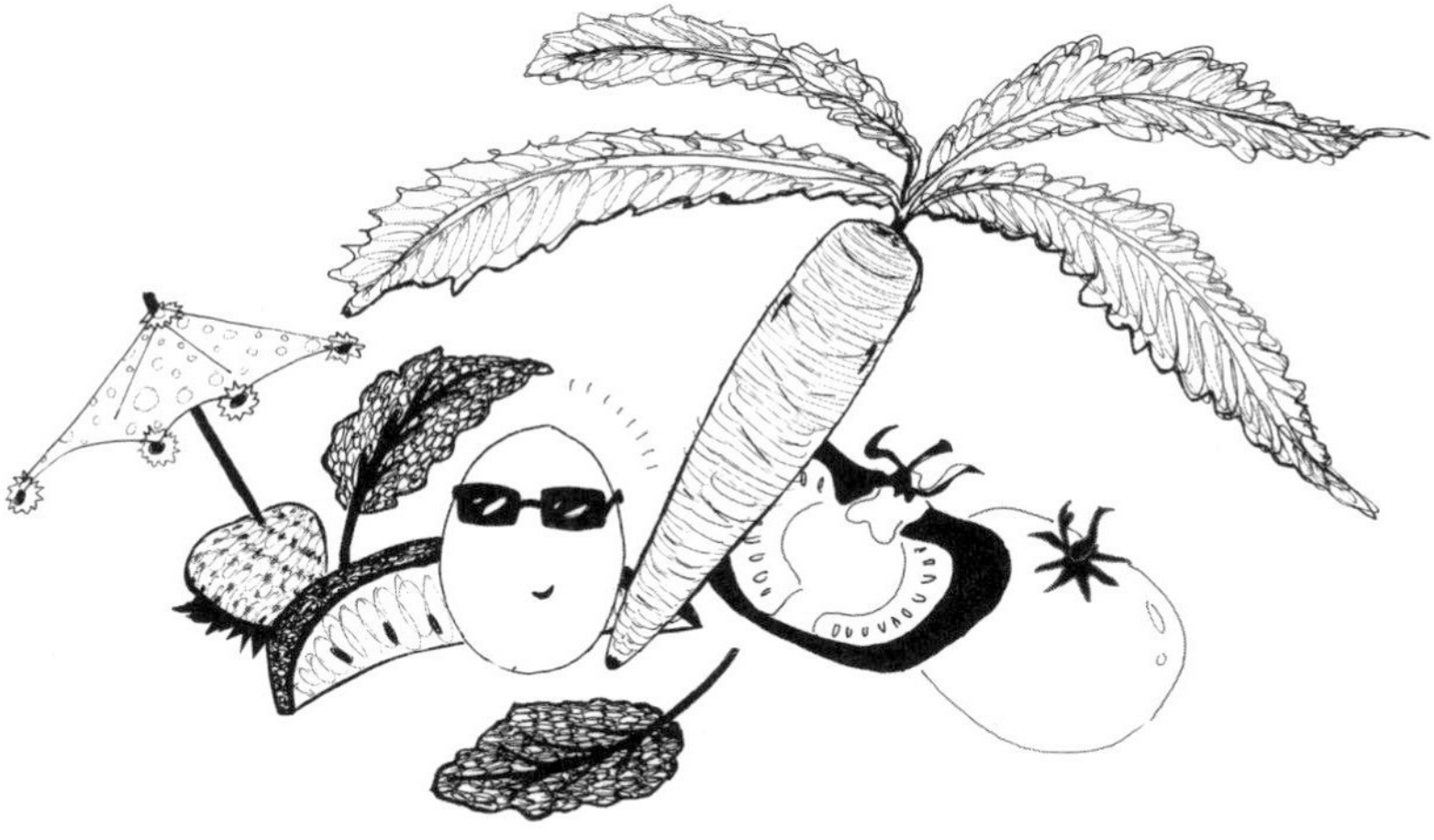

私は思いました。

案の定、薬を飲み始めてから3週間ほどで、以前の「自分」が少しずつ戻ってきたように感じました。自然に文字を書いたり、会話をしたりできるようになりました。さらに、笑顔さえ浮かべるようになったのです。笑顔は、私にとって昔から欠かせないものでしたが、それを失って寂しく思っていたのでした。

抗うつ薬について知っておきたいこと

・抗うつ薬は上限を超えて服用量を増やす必要はありません。
・服用を中止する場合、すべてではありませんが、一部の抗うつ薬で離脱症状（薬物の反復使用を中止することから起こる病的な症状）が出ます。処方されている薬品がどのようなものであれ、服用を中止するときは、主治医や、治療を行っている精神科医に観察してもらうように、強くお勧めします。
・服用期間に決まりはありません。個人に合わせて調整されます。たいていの場合、うつ病の重症度によって変わります。

抗うつ薬の種類

いくつかの抗うつ薬は、30年以上前から使用されてきました。モノアミン酸化酵素阻害薬（ＭＡＯＩ）や三環系抗うつ薬、たとえば、アミトリプチリン、ノルトリプチリン、クロミプラミンなどです。

これらはよく効く薬でしたが、強い副作用がありました。効き目を期待して75～１００mgも服用しなければならないこともよくありました。服用量が多いほか、これらを飲むと視界がぼやけ、口の中が乾くことが多かったのです。

そのため、この世代の薬は新しいものに代わられていきますが、私はこれらのうちの一部の薬の使用には好感を持っています。

・心配や不眠にはノルトリプチリンをよく薦めます。ただし、一日10～25mg程度の低用量にとどめます（私はこれをホメオパシー用量と呼んでいます）。

・アミトリプチリンは、現在でも慢性的な苦痛を除去する薬として確固たる地位を築いています。

・クロミプラミンは、今でも強迫性障害（ＯＣＤ）治療において高い信頼性を持つ薬です。

三環系薬は、新しい薬の「増強」に使用されることが多いです。他の薬と併用することで、効果をもう少し高めることができるからです。

新しい仲間たち

これらの薬にはネガティブな副作用があったため、次世代の抗うつ薬を開発するための競争が始まりました。

１９８８年、その先頭に立ったのがプロザックです。これは、アメリカ食品医薬品局（ＦＤＡ）が初めて承認したＳＳＲＩ（選択的セロトニン再取り込み阻害薬）です。その後、ゾロフト、シプラミル、パキシル、オーロリクスなどの兄弟薬が続きました。各製造会社は、それぞれの薬が、さまざまな長所と効果を持つという説明のもと売り出しました。これらは、三環系薬と同等の効果を持つことがわかっています。

では、このような新しい薬には副作用がなかったのかというと、そうではありません。私が時々思い出すエピソードがあります。

オーロリクス（モクロベミド）という薬の発表イベントに行ったときのことです。製造会社は、誇らしげにこう言っていました。「この薬（だけ）には、性的機能不全という副作用はありません[*5]」。

プロザックも、初期には問題を抱えていました。これは、先に述べたメランコリー型のうつ病などのために不活発となった患者を覚醒させ、勢いづける特性があったのです。しかし、その特性が不安を過剰に刺激してしまうため、患者を自殺に至らせるケースが増えました。

プロザックは当時流行していた薬だったので、私は精神科医のマーガレットに次のように尋ねたのを覚えています。「どうして私はプロザックを飲むことができないのですか？」。マーガレットはこう答えました。「あなたが、またハイになるリスクを冒

＊5　抗うつ薬や抗精神病薬には、性的機能にまつわる副作用のあるものがいくつもある。性欲減退や勃起不全はあまり頻繁ではなく、オルガズムや射精の困難がよく報告されている。

ことはできないからです」。それで話は終わりました。

次に登場したのは？

不安とうつ病には密接な関係があるという認識が広まり、この難題を解決する薬が探し求められました。その結果、デスベンラファキシン、イフェクサー、サインバルタなどのSNRI（セロトニン・ノルアドレナリン再取り込み阻害薬）が登場します。これらは、セロトニンと、不安に関連するノルアドレナリンの両方に作用しました。

SSRIとSNRIの両方とも、開発され続けています。不安とうつ病の関係がより明らかになるにつれ、これらの新しい薬が症状の治療において果たす役割は、さらに大きくなっていくでしょう。

このように、近頃はさまざまな種類の抗うつ薬が入手可能となっています。したがって、もし、内科などのかかりつけ医から最初に処方された薬があまり、あるいはまったく効かない場合には、精神科医にかかるのが大事だと改めてお伝えします。

薬が効かなかったらどうなるのか？

治療抵抗性うつ病と呼ばれる人も、ごくわずかですがいらっしゃいます。数多くある抗うつ薬が効かず、しかも心理療法と組み合わせても効果が表れない患者です。幸いにも、ほとんどの人はこれに当てはまりません。

では、生物学的な治療の次には、何が登場したのでしょう。

・経頭蓋磁気刺激（ＴＭＳ）

これは、磁場を使って脳の神経細胞を刺激し、うつ病の症状を改善する方法だと説明されています。その磁場は、組織を傷つけることはないともいわれています。私はこの技術に詳しいわけではありません。また、詳しいふりをする気もありません。しかし、国際的に見て、治療が成功する率はとても高いのです。ＴＭＳシステムのあるクリニックで働いていますが、治療困難な患者が大きな恩恵を受けていると考えます。

全員ではありませんが、患者の中には、この少し特別な追加治療が必要な人もいます。このような段階に至った場合、治療にあたる医師にはさらなる義務が生まれます。

うつ病の治療における、この外部から刺激を与える新しい補助療法。その内容を理解するために必要なすべての情報を、患者に提供するという義務です。

・電気けいれん療法（ECT）

電気けいれん療法（ECT）が医療現場で初めて使われたのは1930年代後半です。先に述べたような誤解や乱用、悪用があったため、治療法としての人気がなくなっただけでなく、使用に対する激しい反対運動が行われました。

電気けいれん療法では、75〜150ボルトの電気を一瞬の間に流します。少量で安全な電流だと考えられています。けいれんを誘発するために電気が流されますが、このけいれんこそが、気分の高揚をもたらすとされています。

長年にわたり、私は、電気けいれん療法を治療法として選ぶ患者と接してきました。この療法はすぐに結果が出るので、薬が効くかどうかわからないまま、何カ月も苦しみながら過ごさなくてもいいのです。経頭蓋磁気刺激（TMS）の機械が職場に届いたとき、私は同僚に尋ねました。「経頭蓋磁気刺激と電気けいれん療法の違いは何ですか？」。彼はこう答えました。「似たようなアプローチだけど、経頭蓋磁気刺激の方がずっと刺激は少ないです」。

・マイクロドージング

うつ病の治療に、ＬＳＤ、ケタミン、サイロシビンなどの物質を「マイクロドージング（幻覚剤の超微量摂取）」するという方法をご存じの方もいるでしょう。これらについては、慎重に検討していただけたらと思います。マイクロドージングは受け入れられつつありますが、臨床実験はまだ始まったばかりです。

私の結論は……

薬物療法があまり効かなかったとしたら、私は経頭蓋磁気刺激を試していたでしょう。経頭蓋磁気刺激もダメなら、電気けいれん療法を検討したでしょう。精神科医が勧めた場合は特に。これらは個人の選択に関わる問題であり、電気けいれん療法によってすばらしい効果を得る患者もいます。

CHAPTER 6

自分に合うのはどの治療法？

ここからは、生物学的な治療から離れ、心理学的な治療の実用性について見ていきましょう。これまで確認してきたように、精神科医は、生物学的なアプローチによってうつ病を治療する医学の専門家です。

次の説明は、あなたを混乱させてしまうかもしれませんが、ここで述べておきます。精神科医は、同時に精神分析医と心理療法士のどちらかを兼任している、あるいはそのどちらの資格も持っている場合があります。そして、精神心理療法的なサポートを提供することもできます。

これは、国によって違います。かつて、アメリカの精神科医の多くは精神分析学の分野で教育を受けましたが、今も事情が同じだとは思いません。状況の変化は、エビデンスに基づいて行われる認知行動療法（CBT）の登場に大きく関係しています。認知行動療法は、精神分析の費用をしぶしぶ負担していた保険会社にとって、はるかに魅力的でした。精神分析は、週3～5回のセッションが3～5年間ほど行われることが多く、しかも必ずしも成果が出るとは限らなかったからです。

セラピストは心理療法家、あるいは精神科医であり、加えて精神分析の訓練を受けている場合もあります。しかし重要なのは、先ほども申し上げたように心理療法家は、薬を処方できないという点です。

もし、あなたが「精神病を診てくれる人」を訪ね、椅子に座って分析を受けたとしても、あなたの担当者が「精神科医」だとは限りません。

結局、どの治療法が良いのでしょう？

心理療法にはさまざまなものがあります。個人的には、うつ病の場合、心理療法と薬物療法を併用すると、もっとも効果があると考えます。実際、アメリカにおいて、認知行動療法をベースとするクリニックでは、薬物療法を拒むうつ病患者は診療しないと定めている所もあります。

私は薬を飲んでいない患者を診ることもあります。うつ病の重症度がどれくらいであるかによって、事情は変わるからです。しかし、その重症度が一定値を超えた場合は、いくらかの例外を除き、薬物療法を勧めます。

私は臨床心理学者として、できるだけ幅広い治療の選択肢を用意しています。なぜなら、私はセラピストとして、とても長い間、多くの治療法が生まれては消えていくのを見てきたからです。この業界にはさまざまな流行があるのです。

興味深い統計を紹介しましょう。世界的に見て、自己啓発業界が生む市場価値は、2019年時点で382億8000万米ドルと評価され、年間5％の成長率が見込まれています。2027年には、566億米ドルになると予想されます。ですが、有名なアメリカ人自己啓発書作家トニー・ロビンズの年収はたったの4億8000万米ドル、同じく著名なインド系アメリカ人作家ディーパック・チョプラの年収はより控えめで1億5000万米ドルです。人それぞれですね。

私は、成功者たちをバカにしているのではありません。私だって、風変わりな自己啓発書の著者として知られています。この業界の巨大さ、数え切れないほど多くの治療法、その驚くべき多様性、そして圧倒的な選択肢の幅広さを、皆さんにお伝えしたいだけなのです。**個々の患者が自分に合わせて治療法を調整すれば、効果も高められると信じています。**

選択肢が多すぎると混乱し、どうしたらいいかわからなくなってしまいかねません。

無限にも思える選択肢の迷路で自分の進む道を見つけようとする際、私はしばしばウィキペディアを利用します。心理療法のリストを見ると、メンタルヘルスの改善を目的とした治療が87種類も記載

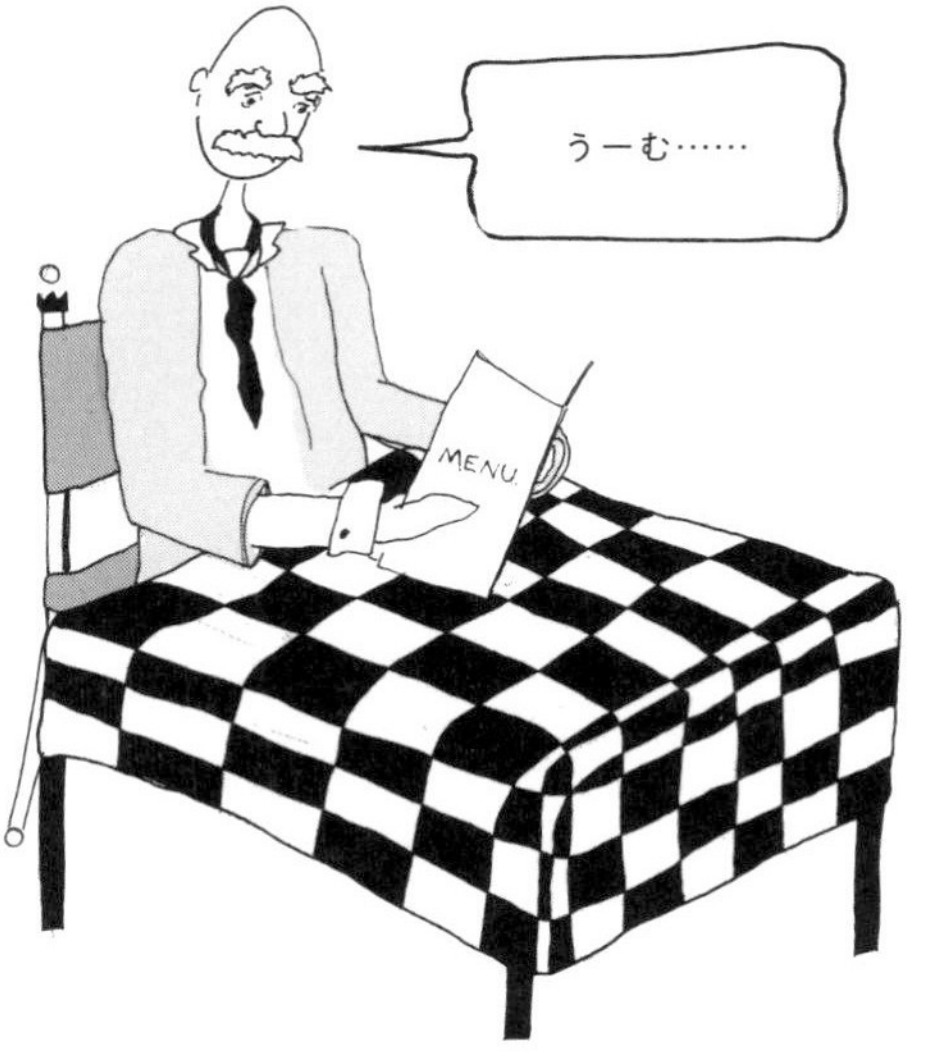

されています。

言いそびれてしまいましたが、これら87種類は、A~Hで始まる名前のものだけです。もしここですべてを含む一覧表を載せたら、治療法が多すぎて、あなたは完全に迷路に迷い込んでしまうでしょう。

どの治療法がいいんだろう？　私に一番合うのは？　流行の最先端は？　私が気に入るのは？　パートナーの場合はどうだろう？

これらの疑問すべてに答えを出すため、共通因子理論について紹介します。多くの種類の治療や方法があるにもかかわらず、あらゆる精神的治療の効果には共通の要因があると、この理論は提唱しています。

110ページの円グラフからわかるように、良い結果をもたらした要因のうち、治療テクニックとモデルに関係するものは15%だけです。治療者と患者の関係は30%となっています。そこに含まれるのは次のような項目です。

・セラピストによる共感
・目標に向けた合意と協力

MUSIC
音楽療法
ART THERAPY
芸術療法
TRANSACTIONAL ANALYSIS
交流分析
PLAY
遊戯療法
BEHAVIOUR THERAPY
行動療法
NLP
NLPセラピー
GESTALT
ゲシュタルト心理療法
FREUDIAN
フロイトの精神分析
OBJECT RELATIONS
対象関係
PSYCHOANALYSIS
精神分析学
RATIONAL EMOTIVE THERAPY (RET)
論理情動療法（RET）
CBT
認知行動療法
COGNITIVE THERAPY
認知療法
さっきも
ここを通ったような
気がする……

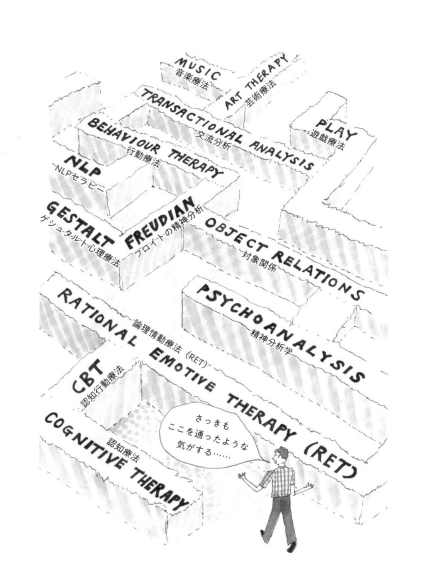

・ポジティブな態度と肯定
・セラピストの熟練度
・両者の意見の一致と誠実さ

要するに、**技術の選択よりも、あなたとセラピストとの関係性が重要なのです。**

総合的な研究によって導き出された、うつ病の治療としてもっとも推奨される方法は次のとおりです。

・認知療法
・行動療法
・認知行動療法
・弁証法的行動療法
・力動的精神療法
・対人関係療法

共通因子理論の円グラフ

アフター・ランバート、1992年

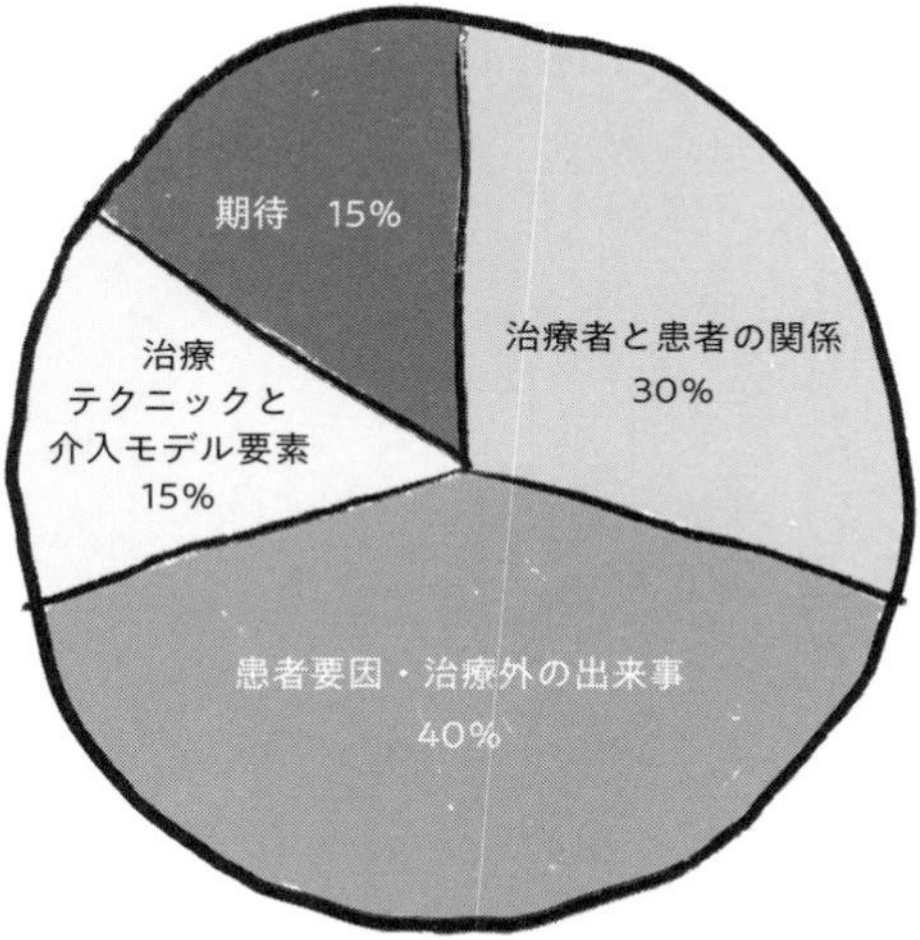

しかし、忘れないでください。さらに重度のうつ病の場合、これらの心理療法は、薬物療法と併用するともっとも高い効果をもたらします。

認知行動療法は多くの人に知られており、たしかにうつ病や不安症状の治療に成功する確率もとても高いです。私が臨床で主に取り入れているのもこの治療法です。しかし、診察の予約を取った人の多くが次のように言います。

認知行動療法は行わないでください。
過去に試しましたが、私には効果がありませんでした。

これらのケースでは、セラピーそのものではなく、患者とセラピストの関係がうまくいっていなかったのだと私は考えます。友人や担当医など、この治療法を勧めていて、なおかつあなたが信頼できる人に尋ねてみてください。うつ病にまつわる恥の意識を恐れて、他の人に相談するのをためらわないようにしましょう。

さまざまな種類がある治療法からひとつを選ぶ際に、本書に書いた要約が役立つよう願っています。もし、セラピーを6回受けても効果がなかった場合は、それ以上続けても変化はありません。別の場所を探しましょう。めちゃくちゃな髪形にされた美容師の店に、何度も通ったりはしませんよね。それと同じことです。

CHAPTER 7

自然療法

さまざまな医学分野で大きな議論を巻き起こしているこのテーマについて、どのように論じ始めればいいのでしょうか。私は慎重に検討を重ねました。国によって事情は大きく異なります。それでも現在、カナダ、イギリス、その他ヨーロッパの一部などの多くの国が、「補完代替医療」（ＣＡＭ。漢方やハーブ、ヨガ、鍼灸を併用した施術）を開発し、実践しています。

歴史を振り返ると……

人類と薬用植物の関わりの始まりは、約６万年前の旧石器時代にまでさかのぼることが考古学的に明らかになっています。現存する最古の文書記録は、5000年以上前に、古代メソポタミアに生きていたシュメール人が粘土板に書いたものです。つまり、植物による治療は、人類と同じくらい古い歴史を持つのです。それに、中国やインドなどの国々が、植物やハーブ、またその他の自然療法に関して、6000年の歴史を持っていることも忘れてはなりません。

私の好きな天才のひとりが、かつて次のように言いました。

自然を深く観察しなさい。
そうすれば、すべての物事をさらによく理解できるだろう。
——アルバート・アインシュタイン

1400年代後半から1700年代にかけての近世には、大学で教育を受けた医師は少なく、人びとは薬草での治療を行う「女性の賢者」に頼ることが多くありました。しかし、むごいことに、その治療がうまくいかなければ、魔術が原因だとしてその女性の賢者たちを責めたのです。そして、さらに悲惨な事態になりました。近代のはじめには、推定で何万人もの人びとが、「魔女狩り」のために死刑や火あぶりにされたのです。薬草治療が流行らなくなったのも無理はありません。家父長制が台頭していた時代の女性であればなおさら、このような習慣に否定的だったでしょう。

ケシや、（樹皮から作られる）キニーネ、ザクロなど、薬用植物にまつわる知識とその応用に関して言えば、19世紀初頭が分岐点でした。科学的手法の発達により、薬用植物には、タンニン、ビタミン、ホルモンやその他の有効成分が含まれていることが判明したのです。

私たちが知っている近代の西洋医学は、18世紀の産業革命以降に姿を現し始めました。経済、産業、人口が桁外れに成長し、それに伴い大陸や海を越えて移動す

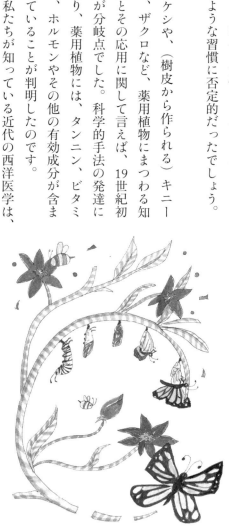

る人びとの数も増加します。

科学者たちは、細菌やウイルスの働きを理解し始めました。他方で、19世紀後半から人類の死亡率が下がりましたが、その主な要因は水道水、下水設備、廃棄物処理、手洗いなどの公衆衛生対策です。したがって、死亡率の低下が、必ずしも西洋の薬学によるものだとは言い切れないのです。

大手製薬会社の必要性

化学者、そして科学者たちは、近代において増え続ける慢性的で軽い病気、あるいは重度の病気の治療法を探し続けていました。たとえば１８９７年、ドイツの化学者グループは、柳の樹皮から得られるサリシンの合成版を使って、最初の型のアスピリンを生み出しました。これは、世界規模の経済的成功を収めることとなったのです。

現在では、合成物質を使用することで、私たちは薬用植物の特性を模倣できるようになりました。アヘンが採れるケシの種からヘロインやモルヒネが作られ、その後メサドンが登場しました。そして、近年、センセーションを巻き起こしたオキシコドンとフェンタニルが開発されたのです。

この原稿を書いているとき、かつて私の患者だった、すばらしく活気に満ちた若者の死を知りました。退廃的な気分を味わおうとした日暮れ時、彼は少量のコカインを吸ってほろ酔いになろうとしました。そのときです。悪魔が近づき、フェンタニルを混ぜたコカインを差し出しました。売人はそれにより高額のお金を儲けました。フェンタニルは、モルヒネの50〜１００倍強力で、誤まった使い方をすればわずかな量でも人を死に至らしめます。私の元患者はそれを摂取し、たちどころに脳死状態となり、１時間後には死亡しました。なんという悲劇でしょう。しかし、彼はこの社会に存在する犠牲者のひとりにすぎません。母なる自然が生んだ天然の鎮痛剤、古き良きケシ。それよりもはるかに致死性の高い合成アヘンによって命を落としたのです。

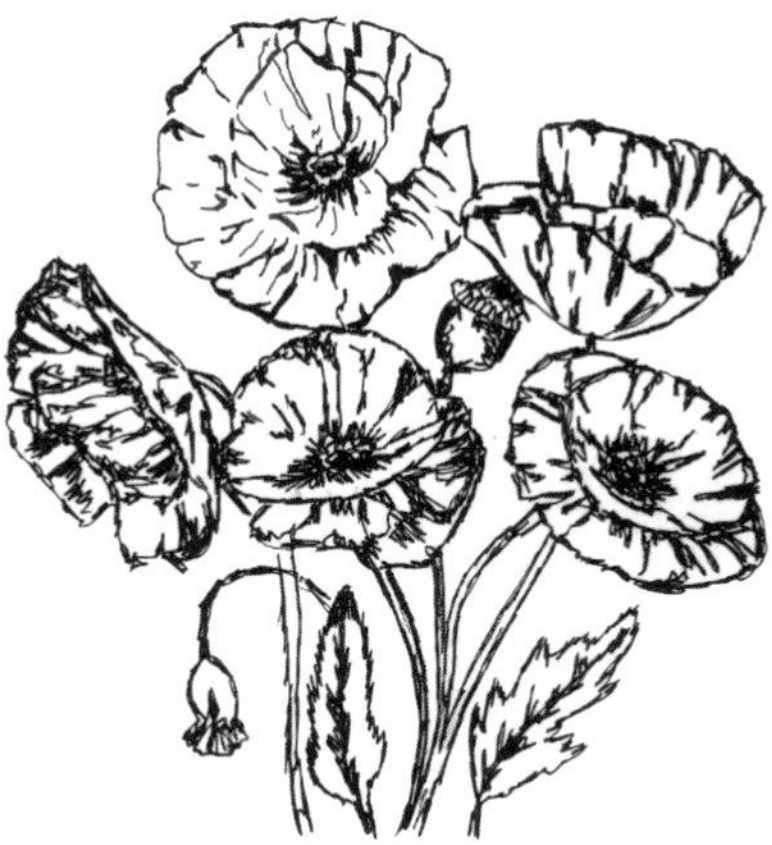

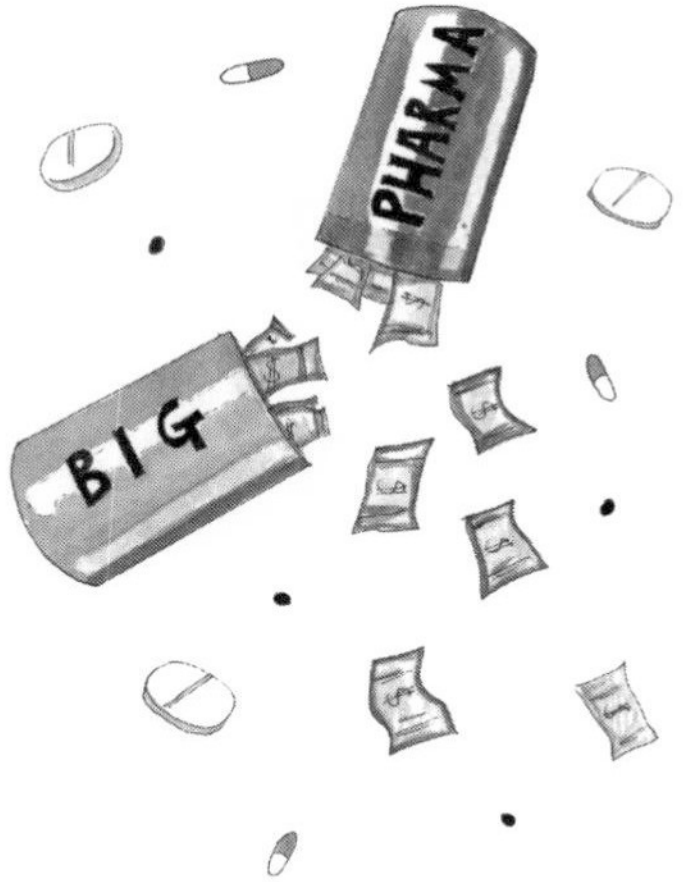

20世紀に入り、世界的に医薬品の需要が拡大するにつれ、これらの薬を製造する「大手製薬会社」の富と権力も増します。それに加えて、支配関係や、「何よりも利潤を優先する」という考え方も拡大しました。

しかしながら、新型コロナウイルスについての研究や、製薬会社によるワクチンの迅速な製造によって救われた人命の数を考えれば、あまり冷笑的にならない方がいいのかもしれない、私はそう考えています。抗生物質、ペニシリン、ポリオワクチン。そして、エイズ、うつ病、統合失調症、双極性障害、その他いろいろな症状に対する治療法。それらがなかったら、いったいどうなっていたでしょう？　製薬会社のすべてが悪いというわけではないのです。

補完代替医療と気分の落ち込み

ベンゾジアゼピンがもたらした大混乱（91ページ参照）の後、多くの人が「大手製薬会社」の薬や、一般に適正と認められている医薬品をも避け、自然なものに戻したいと思いました。そうなったのは、決して驚くべきことではありません。

こうした傾向は、健康的な食事や、オーガニックでグルテンフリーなものを求める動きにも見られます。しかし、市販の天然サプリメントには、メンタルヘルスに関連した大きな欠点や制約がないかというと、そうではありません。

ここに、気分の落ち込みの治療に使われる、代表的な自然療法を紹介します。

- **オメガ3脂肪酸**：気分の落ち込みに対する治療薬となる可能性もあるとして、一般的に摂取しても問題ないとされていますが、現在も研究の途上にあります。
- **サフラン**：軽度の気分の落ち込みに関連した症状を改善する可能性がありますが、さらなる研究が必要です。
- **5-HTP（5-ヒドロキシトリプトファン）**：オキシトリプタンとしても知られ、セロトニン（気分を左右する化学物質）のレベルを向上させる役割を果たすと考えられています。しかし、セロトニン症候群（セロトニンの過剰摂取による副作用）を引き起こす可能性があるなど、誤った服用による安全性への懸念があります。その有効性を示す根拠についても、まだ調査段階にあります。

・CBDオイル：大麻の有効成分であるカンナビジオール（CBD）は、一部の国々では現代の医学界に旋風を巻き起こし、さまざまな症状に対して使用されています。CBDには抗ストレス作用があり、ストレスに関連する気分の落ち込みを軽減する可能性を有していると示す研究が増えています。ただし、これが効くのは主に不安障害に対してです。

・セントジョーンズワート（セイヨウオトギリソウ）：軽度および中程度の気分の落ち込み（ブルーな気持ち）の治療に役立つとされています。しかし、抗うつ薬、経口避妊薬、血液希釈薬などの他の処方薬の有効性を制限することがわかっているので、同時に摂らないように注意してください。

このような栄養補助食品やサプリメントは、アメリカ食品医薬品局（FDA）の定める厳しい必要条件を満たしているわけではありません。もし自分で入手しても、商品の安全性などが確認できないことがあります。したがって、必ず信頼性の高い会社から購入し、さらに自分の担当医にも相談するようにしてください。

補完代替医療（CAM）であっても、安全性が保証されたものではありません。人びとは、自然療法は「自然」であるため、安全であるに違いないと思い込んでいます。しかし、もはや「魔女と呼ばれた『女性の賢者』が薬草を摘んでいる」などという時代の話をしているのではありません。2021年には1000億ドル、2028年には4046億6000万ドルまで成長すると予測されている産業の話をしているのです。

流行と需要があれば、利益を上げようとする企業や、そのマーケティング担当者が登場するのです。

自然療法に関するアドバイス

・信頼性の高い会社から購入する。

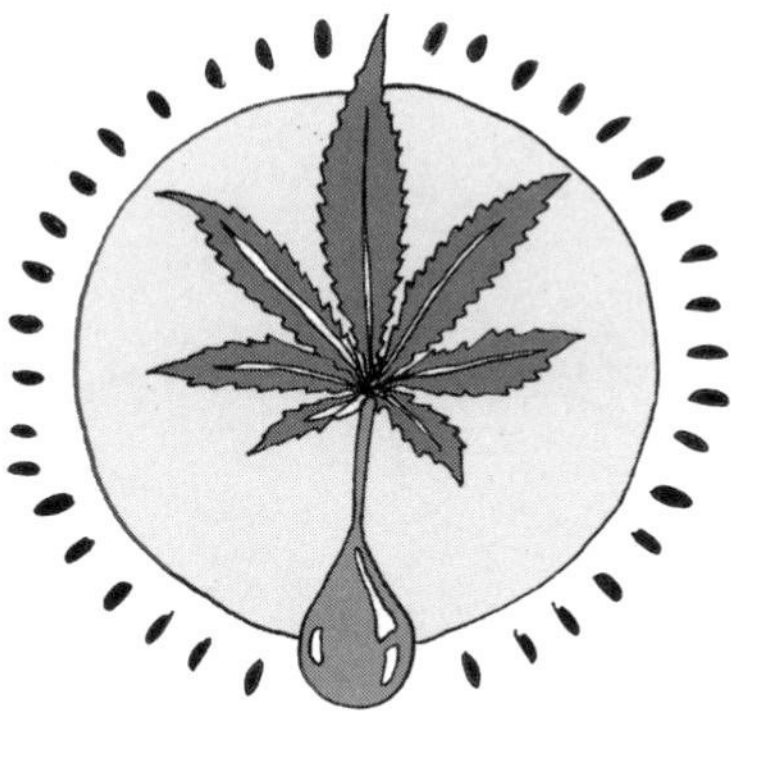

・どんな自然療法を始めるときも、担当医に許可を求める。

・担当医が自然療法医、薬草医、機能性医学（予防と根本治療）の専門家、またはこれらの分野の専門的な訓練を受けた医師であることを確認する。

・現段階で自然療法は効果があるといわれていますが、それはあくまでも軽度・中程度の気分の落ち込み、つまり「ブルーな気持ち」に対してです。臨床的なうつ病の場合は、医師の指示に従って取り入れることをお勧めします。

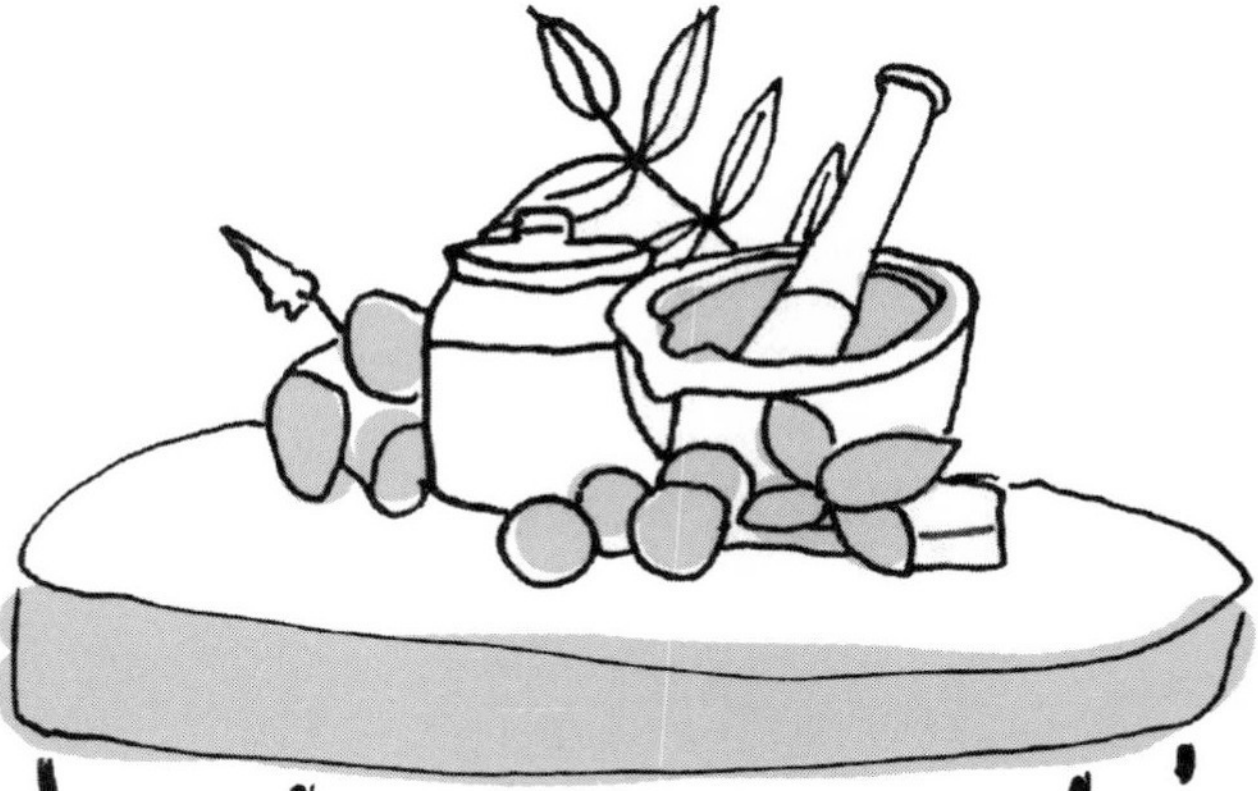

CHAPTER 8

信仰・文化による精神性とうつ病の関係

ここまでは、心理学、精神医学、自然療法などの、健康をベースとした治療に焦点を当ててきました。しかし、ここであることに気づいたのです。多くの人びとは、教会、スピリチュアルな信仰、文化に関連した精神性などと何らかの関係を持っています。それらがうつ病という経験やその治療に重要な役割を果たす可能性がありますが、その点について、私はまだ言及できていません。

２０１８年、世界の人口は73億人に達しました。そのうち、キリスト教の神を信じているのは23億人（31・２％）、イスラム教の信者は18億人（24・１％）、ヒンドゥー教徒は11億人（15・１％）、仏教徒は5億人（６・９％）だったとされています。すごい人数ですね！　２０２１年には、推定で世界の人びとの約85％が何らかの宗教を信じているといわれていました。
また、若い人たちの間でも、信仰心は高まっているようです。たとえば、人間が持つ優しさを信じ、困っている人を助け、地球の環境向上を目指す団体などに所属するような若者たちには特にその傾向があります。

伝統的な宗教を信仰しているかどうかにかかわらず、人びとの人生にとって、精神性は大事な要素だといえます。それは、私たちに元から備わっている本質的なもので、自分から切り離すことはできません。文化、神話や象徴、記憶や夢の隅々において、私たちの歴史そのもののように存在しています。

ここでは宗教団体ごとの、うつ病に対する治療法の違いを論じることが目的なのではありません。しかし、個人の信仰や精神性の概念を認め、その領域で取り組むことも重要だと、治療に関わる私は強く思います。
また、患者が何らかのスピリチュアルなコミュニティに属しているのであれば、うつ病患者やその家族に対する支援体制に、それを組み込むのも忘れてはなりません。そんな全世界的に見てメンタルヘルスの患者を支援する体制はまだ整っていません。

中、その人が属しているあらゆるコミュニティから助けを得るのはとても大切なことです。

うつ病を支援するのは、医療機関だけとは限りません。あなたが、自分の苦悩についてもっとも話しやすいと感じる相手は、聖職者や宗教カウンセラーかもしれないのです。そのような人物に相談した結果、専門医の助けを求めるよう助言されることもよくあります。

私自身、メンタルヘルスや心理療法を学んだ聖職者と一緒に仕事をしたことがあります。私が思うに、もし治療に関わっている者が「全体論的（holistic）」アプローチ（患部の治療だけでなく、患者の精神など、全体的に治療する方法）に真剣に取り組んでいるのであれば、他の形の援助を受け入れ、敬意を払う必要があるのではないでしょうか。

治癒は協力から生まれます。エリート主義や競争、治療法の所有権から生まれるのではありません。

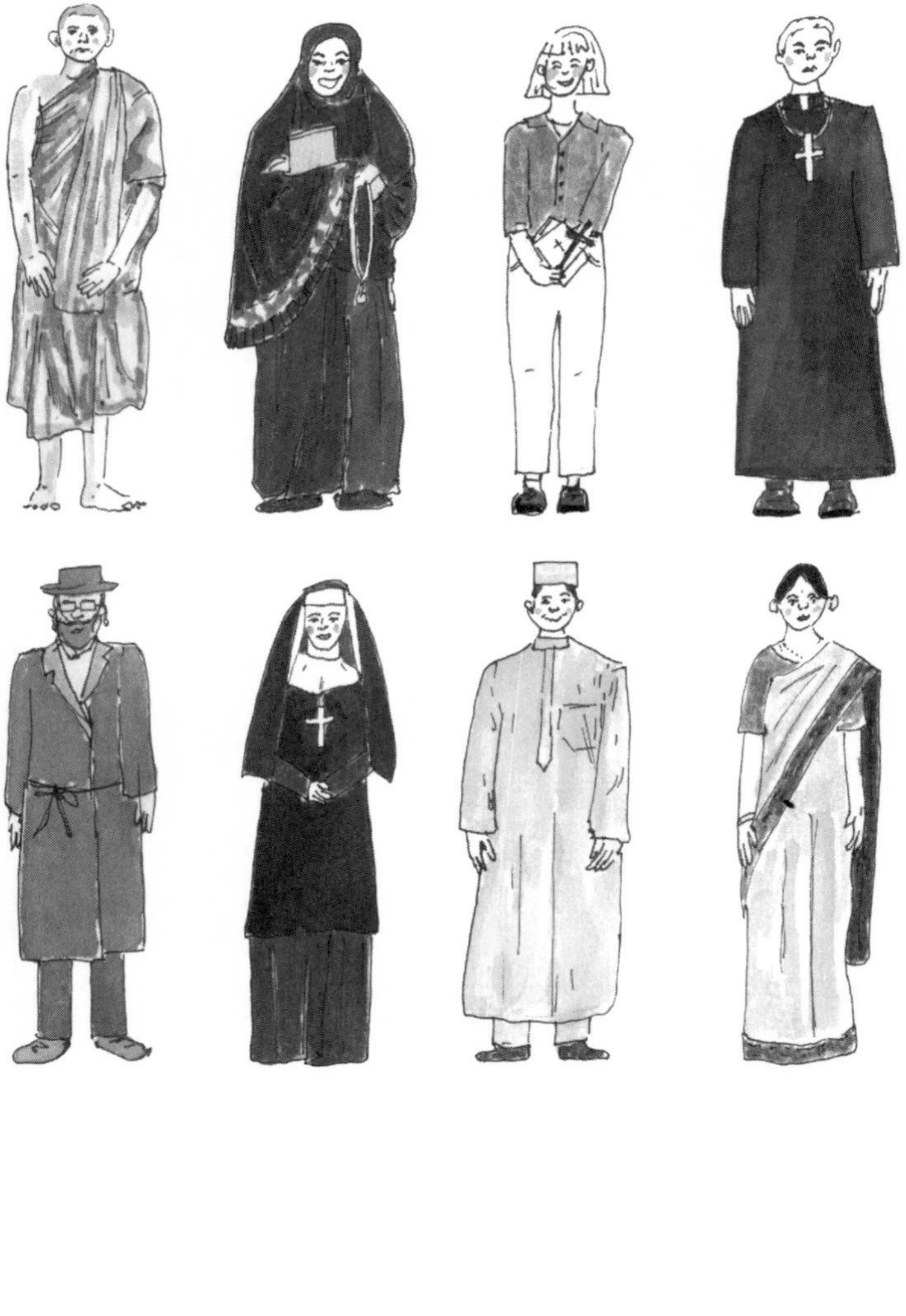

この複雑かつスピリチュアルな領域で、自分の欲求と、あなたの大切な人の希望を、自信を持って主張できるかどうかが重要です。ブルーな気持ちであれ、うつ病であれ、不安定な気分の治療に対する「全体論的」アプローチにおいて大事なこと。それは、宗教団体によるスピリチュアルな助言がもたらす貢献とその限界の、両方を認識するという姿勢です。

これは、精神疾患の存在を受け入れにくい文化圏においては特に重要です。そうした地域では、現代西洋医学との対立が生まれることもあります。アジア太平洋地域で仕事をした際に、私はそれを実感しました。たとえば、日本の精神科医グループに招かれて、神経科学に関するサミットで講演したことがあります。

彼らは私にこう話してくれました。「患者に、自分がうつ病になったと認めるよう説得するのは困難である」と。また、「『面目を失う』という思い込みとの闘いもまた、大変なのだ」とも。

私は、次のような事実を強調するのはどうかとアドバイスしました。「まず、脳は身体にある臓器のひとつです。そして、もしその脳が傷んで機能していなかったら、その他の臓器と同じように治療を施せばいいのです」。その後、彼らがうまくやれたのか、私にはわかりません。文化に深く根づいた考え方を打ち破るのは、とてつもなく困難なのです。

信仰と心理療法

私の経験上、うつ病になった人は、スピリチュアルな次元において信仰上の危機を迎えているように見えることがあります。人生の意味を見失うこと（実存的危機）がうつ状態そのものであるからです。ただし、正しい治療を行えば、信仰は平穏を取り戻します。

要するに、うつ病は信仰の危機のように見えますが、実際はそれ以上の事態が起こっています。つまり、その人は病気なのです。個人の幸福を守るために、それらふたつの状態を分けることが重要です。

賢者の名言

何年も前に、ジェレミーという名の英国国教会の牧師と話したことがありますが、彼は心理療法の訓練も受けていました。彼の考えは次のようなものです。

たしかに、聖職者の間では、精神医学や薬物療法に対し神経質になっているところがあります。また同様に、多くの心理療法士と精神科医が、スピリチュアルな領域の専門家を完全に見下しているのも知っています。まるで、何の資格も持たない、善意の素人のように見なしているのです。

私たちは協力し合う必要があります。病気を取り除いてくれる鍼灸師。告解を聞き、罪悪感を取り除いてくれる司祭。信仰上の苦痛を癒してくれる万能の治癒者。それらのように単純な話ではないのです。

うつ病の治療において、スピリチュアルな領域で道筋を示すのは、「治癒プログラム」の中の一要素でしかありません。

信仰のメタファー

次の小さなエピソードは、精神科医でありながら信仰を持つという、すてきな男性から送られてきたものです。

ある信仰心のあつい女性がいました。彼女の住む家が洪水に襲われます。行政はラジオで皆にメッセージを送りました。「高い所に避難してください」。それでも彼女は家にとどまり、隣人にこう言いました。「神様が私を救ってくださいます」。

洪水は、その水面が家の1階に達するほど高くなり、彼女は2階に上がらなければなりませんでした。地元の市民防災隊員がボートを漕ぎ、2階の窓までやって来ました。彼女を助けようとしたのです。しかし、彼女は救助を拒み、彼らに言いました。「神様が助けてくださるのです」。

状況はさらにひどくなり、彼女は屋根の上にあるテレビのアンテナにしがみつく事態となりました。空軍がヘリコプターを派遣します。はしごを下ろし、それを登るように彼女に言いました。しかし、それでも彼女はそこから動かず、救助隊員たちにこう叫びました。「心配しないでください。神様が救ってくださいますから！」。

すると、水面はさらに高くなり、彼女は洪水に押し流された末に溺れました。天国にたどり着いた彼女はとても混乱し、天使に尋ねます。「なぜ神様は私を助けてくださらなかったのですか？」。天使は驚きました。「なんてことでしょう。私たちはラジオでメッセージを送りましたよ。それに、ボートやヘリコプターまで。ただ、あなただけのために。いったい何を待っていたのですか？」。

私は、宗教を信仰している患者とよくこの話を共有します。抗うつ薬や心理療法は、神の救いの一例であるのかもしれないと伝えるためです。また、薬や科学技術で病気を治すという「贈り物」は、私たちに与えられたスキルのひとつであると暗示するためです。まさに、この話におけるラジオのメッセージ、ボート、ヘリコプターのように。これは、私たちが生きている世界の、解釈のひとつにすぎません。

さらなる名言

未来の宗教は、宇宙のように広大無辺なものになるだろう。それは、(一義的な)人格神を超越し、教義や神学を避けなければならない。そして、自然的なものと精神的なものの両方を含まなければいけないのだ。

また、ある宗教的な感覚に基づくものでなければならないだろう。自然的なものと精神的なものを含むあらゆるものを、意味のあるまとまりとして捉える経験から生じる感覚である。

――著者不明

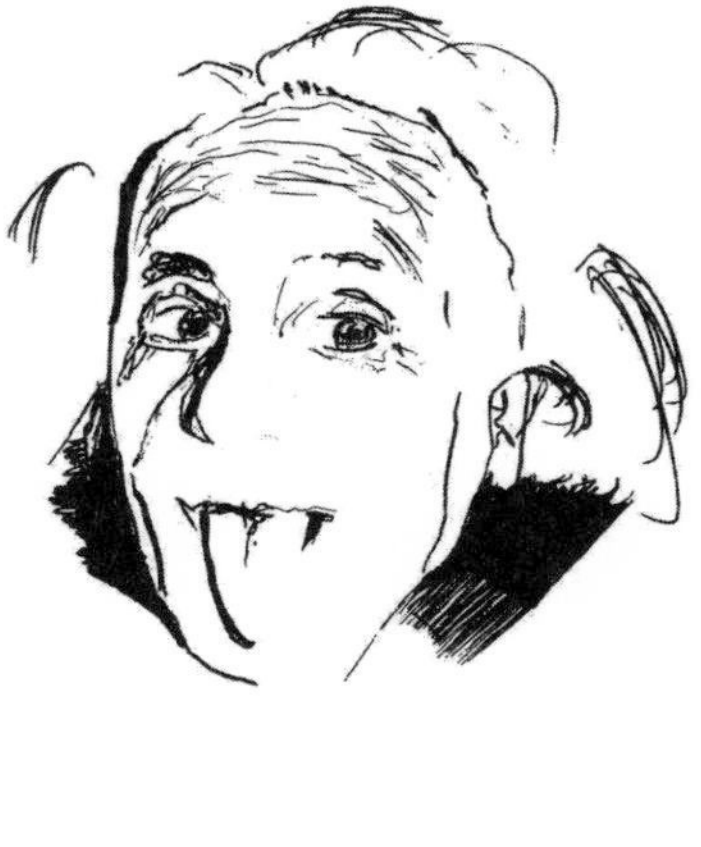

これは、アルバート・アインシュタインの言葉だといわれることもあります。しかし、彼であろうとなかろうと、これを書いた人は核心を突いていました。

信心深い人のためのアドバイス

・医療従事者と接する際、自分の宗教的・文化的な考えを認めてほしいとお願いしましょう。
・教会やコミュニティに助けを求め、そこを宗教的な思いのはけ口とし、苦しみに対処しようとする人もいるでしょう。しかし、あなたや、あなたの大切な人が信仰を取り戻しさえすればうつ病が治ると考えているならば、それは現実的ではありません。そのような結果になる可能性は低いのです。
・もしあなたや大切な人が、信仰の力で病気を治そうとしているのであれば、エビデンスに基づいた教材を読むことを勧めます。
・科学的な調査により、「祈りによって病気を治す力」は存在すると証明されています。したがって、瞑想やマインドフルネスと同じように、信仰はメンタルヘルスの向上に役立ちます。
・宗教カウンセラーや牧師は、従来どおりであるならば、心理療法や精神医学的診断について学んではいません。しかし、現段階では大きな助けとなってくれるでしょう。また、あなたがどうしたらいいかわからなくなったとき、正しい方向へ導いてくれるかもしれません。

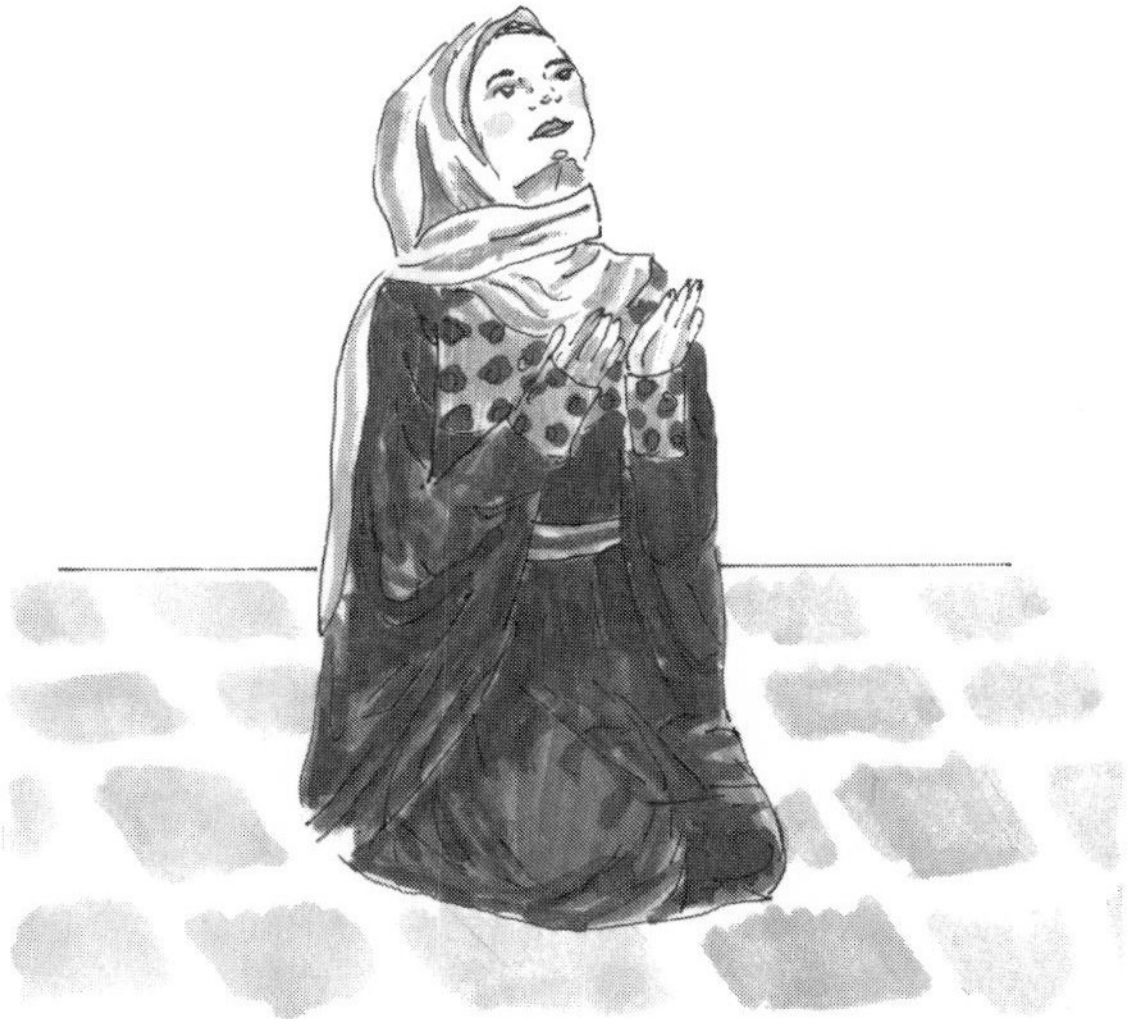

CHAPTER 9

友達がいるよ

「友達がいるよ」。

このフレーズを思い浮かべるたびに、私の頭の中にはキャロル・キングの曲と歌詞が流れてきます。「君の友だち」という邦題の名曲です。「いつでも、どんなときでも、そばにいるよ」という内容ですね。

そこのあなた。そう、患者の友達である、あなたです。自分を力いっぱい抱き締めてあげてください。うつ病の友達を支えるには、多大な忍耐と愛と理解が必要です。その人が体調を崩している間、何カ月も友情を維持するためには、その友情に対して強い確信を持っている必要があります。

友達に対して、自分が何をやっても少しも役に立たない。何を言っても効果がない。そう感じるときもあるでしょう。ベストを尽くしているはずなのに、何も成し遂げられていない、と。

相手の気持ちを聞くとき、あなたは「正しいことをしている」のでしょうか？　あなたはただ、「乗り越えろ」と言うべきなのでしょうか？　それとも、あなたはもっと何かをすべきなのでしょうか？　あるいは、何かをするということ自体、減らすべきなのでしょうか？　それとも、まったく別の行動を取るべきなのでしょうか？「なんて無力な立場なんだろう！」。うつ病患者の友達や大切な人は、そんな気持ちになります。したがって、彼らにもうつ病が伝染したかのようになり、身をもってうつ状態を経験することも珍しくないのです。

私自身の経験からお話ししましょう。うつ病の人がもっとも恐れることのひとつ。それは、友達を失うかもしれないという可能性です。なぜなら、自分がぼんやりとしていて退屈で陰気で、しかもいっこうに感謝の気持ちを持たないように、他人からは見えるからです。しかしながら、うつ病を体験した私に言わせると、このときほど友情を必要としている時期は他にありません。私は、親しい友達や親友と過ごす一瞬一瞬に感謝していました。あなたが取れる最良の行動。それは、ただ、うつ病の友達のそばにいてあげるということです。その場でパスタやチーズトーストを作ったり、注文したりするのもいいですね。あなたらしくいればいいのです。

私の友達はどう対処したか

ここで、私の大切な友人たちとの会話から抜粋した内容を紹介します。健康を取り戻すための長く憂うつな旅に出た私を、それぞれの方法で助けてくれました。見識と優しさに満ちた言葉から、あなたの大切な友達を慰めるヒントを見つけることができると、私は確信しています。たとえ、うつ病患者自身が口に出さないとしても、患者は苦しんでいて、あなたを必要としているのです。

レイン

私はいつも、友達を支え、安心させるのが重要だと思っていました。うつ病は、その人が物事に対処する能力を奪ってしまうのだと感じました。日々のつまずきに耐えられず、完全に打ちのめされてしまうのです。

「回復には時間がかかる。一日一日を大切にして、一歩ずつ前進するのが大切だね」。そんな風に声をかけて、安心感を与えようとしました。

何よりも重要なのは、期待せず、ただそばにいて、いろいろな話ができるようにすることだと思います。加えて、自分が友達としてついていれば、患者の家族を休ませることができるという点も大事です。

焦ってはいけません。うつ病の治療は、大きな象を食べるようなものです。想像してみてください。一度に一口ずつ食べるしかありませんよね。

ドナ

「うつ病というのは、ちょっと気分が落ち込んだり、涙もろくなったり、感情をコントロールできなくなるくらいのものなんだろう。だから、気分が変

象を食べるなら一口ずつ。(アフリカのことわざ)

One bite at a time...

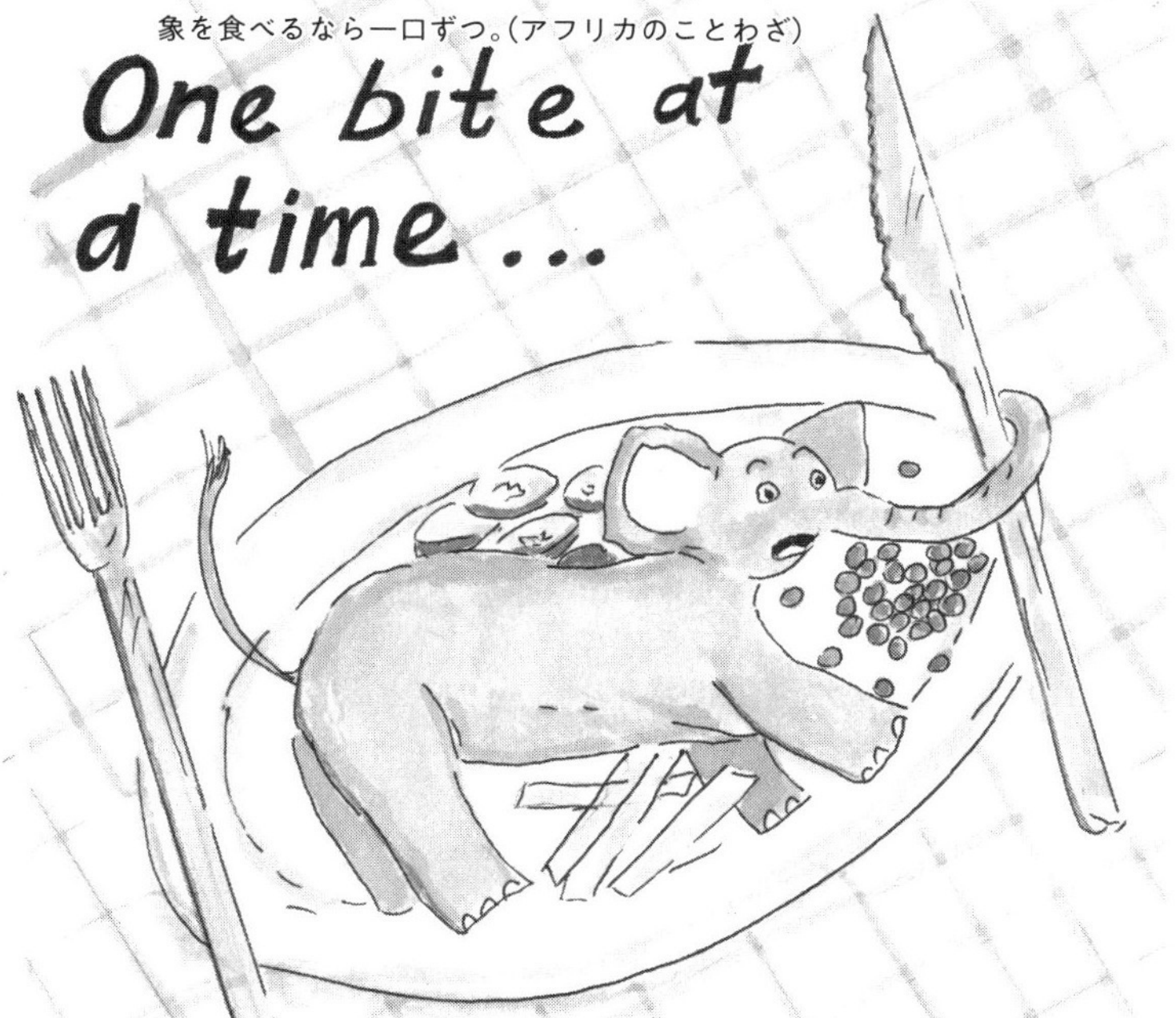

CHAPTER 9

友達がいるよ

われば、くよくよもしなくなるはず」。以前、私はこのように考えていました。友達として一番良くなかったのは、何が起こっていて、自分は何をすればいいのか、わかっていなかったことです。

何らかの形で物事を正常な状態に戻すのが大切だと考えました。見知らぬ人たちと付き合うのではなく、親しい友人を家に招くといったさりげない方法。そのような過程を踏み、少しずつ立ち直るよう促すのです。

まったくそのとおりです。人との触れ合いはすばらしいですが、人数は少ない方がいいでしょう。多いと圧倒されてしまうからです。

キャサリン

私はうつ病や精神病について十分な知識がありません。だから、友達の体調がすぐれないとは、すぐには思えませんでした。「自分の友達には心の病を患っていてほしくない」。そんな思いもあったのでしょう。今回のことは、私にとっては大きな学びだったといえます。後から考えれば、いろいろな物

事がわかるようになりました。

キャサリンがどこかよそよそしく見えたのを覚えています。どうしたらいいのかわからず、まずは専門家の助けを借りたいと考えていたからでしょう。

振り返ってみると、彼女の立場はよくわかります。自分の大切な人がうつ病になったからといって、すぐに駆けつけて最前線に立つ必要はないのです。これまでと同じように、そばにいてあげるだけでも十分です。**もう少し何かしたいと思ったとしても、それは、そうするのがしっくりくると思った場合だけでいいでしょう。**義務感から手助けをするのは、お互いのためにならないのでやめておきましょう。花を贈ったり、気にかけていることを伝えたりするのは、単に医師がそうするように指示したから、というだけなのかもしれません。

覚えておいてください。

「ただ、そばにいる」。

それが何よりも大切なのです。

特別付録

さまざまな“うつ”の見分け方・主な治療法・寄り添い方

1 マタニティブルーと産後うつ

2 小児期のうつ

3 思春期のうつ

4 ジェンダー・セクシャリティとうつ

5 高齢者のうつ

6 家族の問題としてのうつ

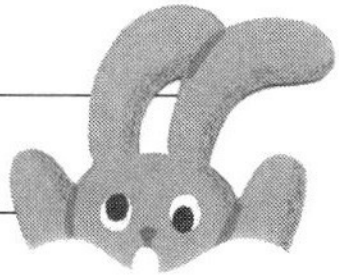

この後のページでは、私の臨床経験から、
各うつの特徴や対処法をまとめました。
あなた自身がブルーな気持ちを超え、
これは“うつ病”かもしれないと思ったとき、
あなたの周りの人の様子が少し違うと感じたとき、
どのように寄り添えばいいのか戸惑ったとき、
これらの知識が少しでも早期に
より良い一歩を踏み出すための
手助けになれば幸いです。

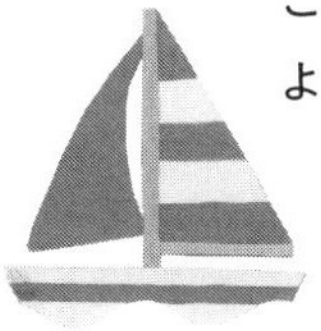

1 マタニティブルーと産後うつ

マタニティブルーとは、赤ちゃんを産んだ後に抱く悲しい気持ちのことです。出産した人だけでなく、親になったばかりの両親のうち80％がマタニティブルーを経験します。人種、年齢、収入、文化、教育のレベルを問わず、多くの新米パパ・ママが経験するのです。

マタニティブルーと産後うつ病の決定的な違いは、症状の重さと期間です。その症状や重症度はさまざまで、それを経験する人の数だけ違いがあります。

症状が数週間以上続かないのならば、医療行為は必要ありません。ただ、この段階で「ブルーな気持ち」がうつ病に変化している可能性があるので、その場合は治療を検討する必要があります。

重要ポイント：マタニティブルー、そして特に産後うつ病に関しては、自

分に非がないことを忘れないのが大事です。あなたが経験しているのは病気であり、母親として、あるいは女性としてのありようを反映した状態ではありません。

いくつかの統計データ

国によって違いはありますが、「マタニティブルー」を経験する人は極めて多いことがわかっています。さらに、10~20%の母親が、より深刻な「産後うつ病」になり、そしてごくまれに1000人に1人の割合で、さらに重症の「産後精神病」になるといわれます。産後うつ病は、出産後6週間以内に発症しますが、出産から1年以上経ってから姿を現すときもあります。ここからは、マタニティブルーと産後うつ病について解説します。

診療を通して気がついたことがあります。赤ちゃんに母乳を与えるのをやめた後、女性はしばしば激しい気分の落ち込みを経験するのです。しかし、これは必ずしも、産後うつ病を発症するというサインではありません。オキシトシンというホルモンの分泌が減少し、やがては止まることと強く関係しています。オキシトシンは、「愛情ホルモン」や「抱擁ホルモン」などとも呼ばれます。人間が寄り添ったり、社会的に結びついたりするときに分泌されるからです。

母乳を与えるとき、母親の体内ではプロラクチンとオキシトシンというホルモンが作られます。オキシトシンは、安らかで子育てに適した感情を生み出します。すると、母親はリラックスして赤ちゃんに集中でき、母乳の出も良くなります。このホルモンはまた、母親と赤ちゃんの間に強い愛情と愛着の感覚を呼び起こします。そのため授乳をやめると、母親は自分の脳と身体を再調整するのにしばら

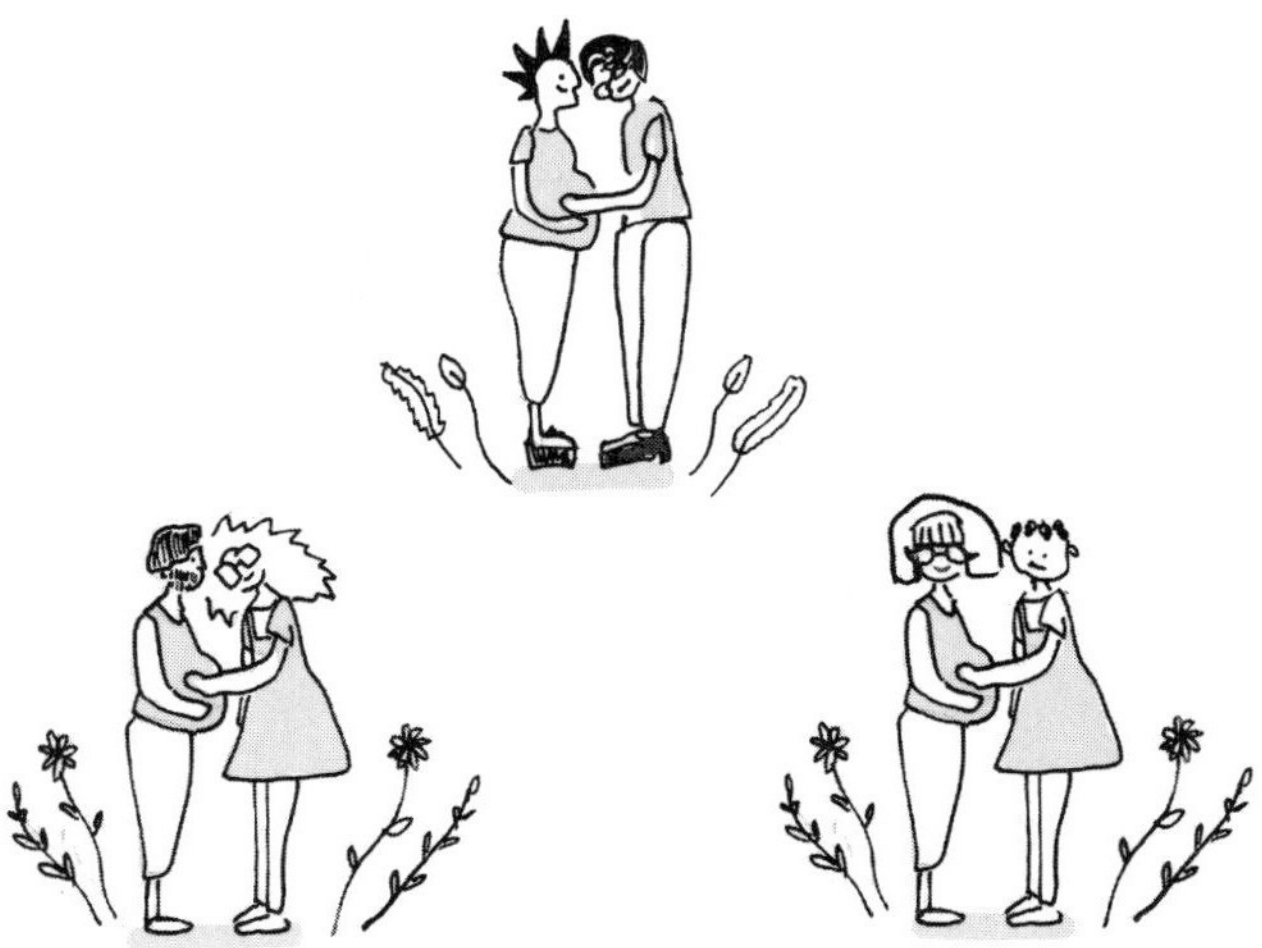

く時間を必要とすることがあります。

マタニティブルー

マタニティブルーは一般的な現象です。治療は必要ありませんが、それでも大きな苦痛を伴います。短期間ではありますが、新米ママにとっては非常に不快な体験となる可能性があります。特定の原因があるわけではなく、また、特定の女性が、他の女性よりも陥りやすいというわけでもありません。

症状には次のようなものがあります。

身体の症状

・熟睡できず、いくら寝ても疲れが取れない
・元気がない
・食欲の増減

精神面／感情面における症状

・つねに不安を感じる
・自信がなく、「自分が自分でない」ように感じる
・とてつもなく悲しい
・混乱し、神経質になる

反応

・誰に対してもイライラする
・傷つきやすく、よく泣く
・赤ちゃんへの愛情が持てない

これらの症状はすぐに治まりますし、原因は睡眠不足だと考えられます。しかし研究によると、他にもさまざまな要因が作用している可能性があります。要因として考えられるのは、次のようなものです。

・ホルモンの変化

・仕事が原因の身体的・精神的ストレス
・職場を離れて家で生活する中で、より孤立した状態になったなどの、社会的変化

新米ママとして、あなたは赤ちゃんの誕生を心待ちにしていたのではないでしょうか。そのため、悲しみや不安、自信のなさを感じるのは、「自分はこう感じている『べき』だ」と想像する姿とは大きく矛盾しているように思えます。

先に述べたように、症状が数週間以上続かないかぎりは、治療は必要ありません。ただし、マタニティブルーがうつ病に発展した場合は、治療を検討する必要があります。私がアドバイスできる中でもっとも重要だと思うこと。それは、**自分の状態を人に話す**、ということです。メリットはふたつあります。

1―大切な人と心を開いたコミュニケーションを取れるようになります。物事がうまくいかなくなり、ブルーな気持ちが産後うつ病へと変化するという状態を予防できます。

2―心を開いていれば、助けを求められます。得られるのは、その場ですぐに役立つ

サポートだけではありません。赤ちゃんを少し見ていてもらえれば、日帰り温泉に行ったり、すてきなアロマキャンドルに囲まれてお風呂にゆっくり浸かったりもできるでしょう。「求めなければ、手には入らない」ということです。

忘れないでください。あなたの大切な人は、あなたが何を必要としているのか、必ずしもわかっているわけではありません。ですから、自分が感じていることを率直に伝え、遠慮せずに助けを求めてください。先ほど述べたように、この特異な精神状態における感情は複雑で、あなたが悪い母親、あるいは悪い人間だから

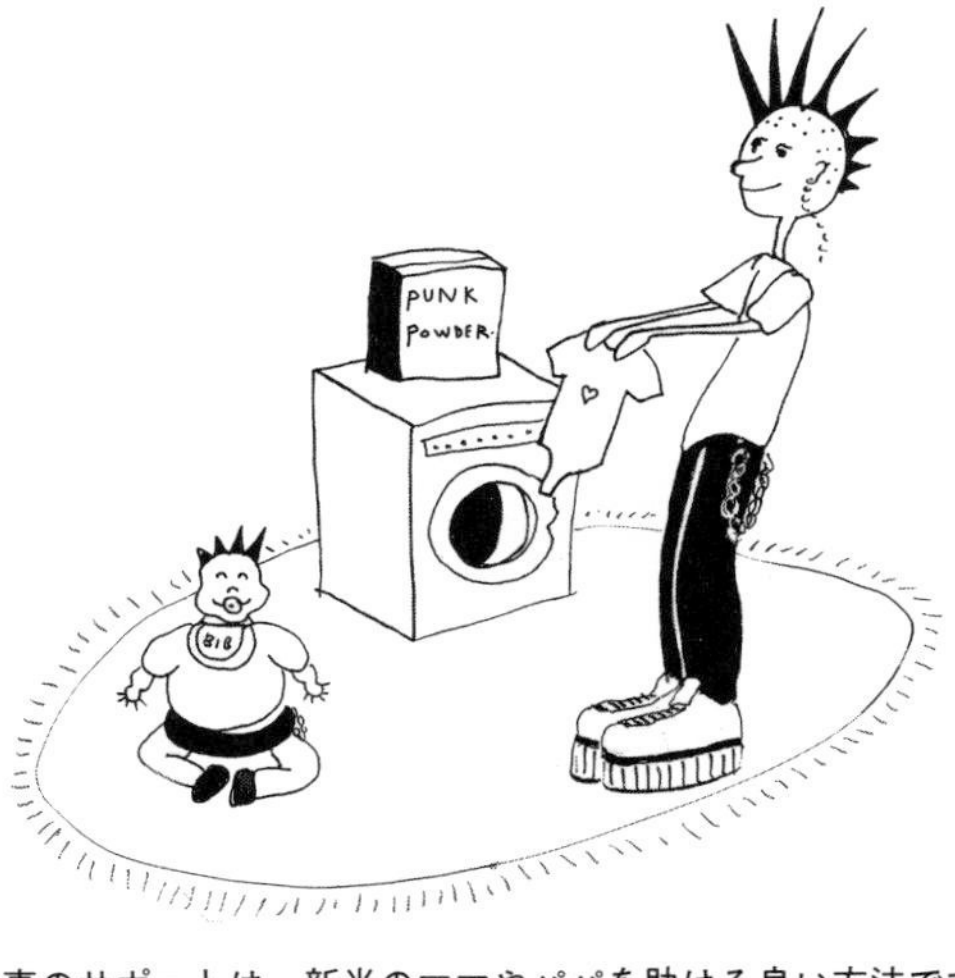

家事のサポートは、新米のママやパパを助ける良い方法です。

そうなるのではありません。

新米ママの周囲にいる人なら誰でもサポートができます。母親の気持ちに耳を傾け、話をするよう本人に促せば良いのです。家事や買い物、洗濯など、実際に役立つ支援も大切です。

それから、母親が時々マッサージやエステに行ったり、友人を招待して近況報告をしたりするのを楽しむ機会も忘れずに用意してくださいね。

産後うつ病

先にも述べたように産後うつ病とマタニティブルーの決定的な違いは、症状の重さと、それが続く期間です。重症度や期間は、個々の女性によって異なります。また、マタニティブルーと産後うつ病が別々に現れることもあれば、マタニティブルーが長引いた結果、産後うつ病に変化する場合もあります。

症状としては、次のようなものがあります。

身体の症状

・睡眠障害、寝つけない、早朝覚醒
・頭痛
・全身の痛み、体調不良（例：胸痛、動悸）
・過呼吸、パニック発作
・性欲の減退
・食欲の著しい変化

精神面／感情面における症状

・意気消沈、自暴自棄
・自分には能力がなく、適応力もないと感じる
・絶望感、無力感
・集中力・記憶力の低下（次のように話す新米ママを何人か見てきました。「まるで、（赤ちゃんとともに排出した）胎盤と一緒に、私の脳もなくなったように感じます」）
・自殺について考える、妙な考えや想像を抱く

・かつて楽しんでいたものへの興味の喪失（無快感症）
・赤ちゃんの健康状態を過剰に心配する

反応

・極端な、あるいは異常な行動を取る
・新たな恐怖や、恐怖症を伴う不安を感じる
・外出したくない。人と一緒にいたくない
・悪夢を見る
・取り乱し、「頭が変になった」ような気になる
・赤ちゃんに愛情が持てない。あるいは、赤ちゃんに怒りを感じる

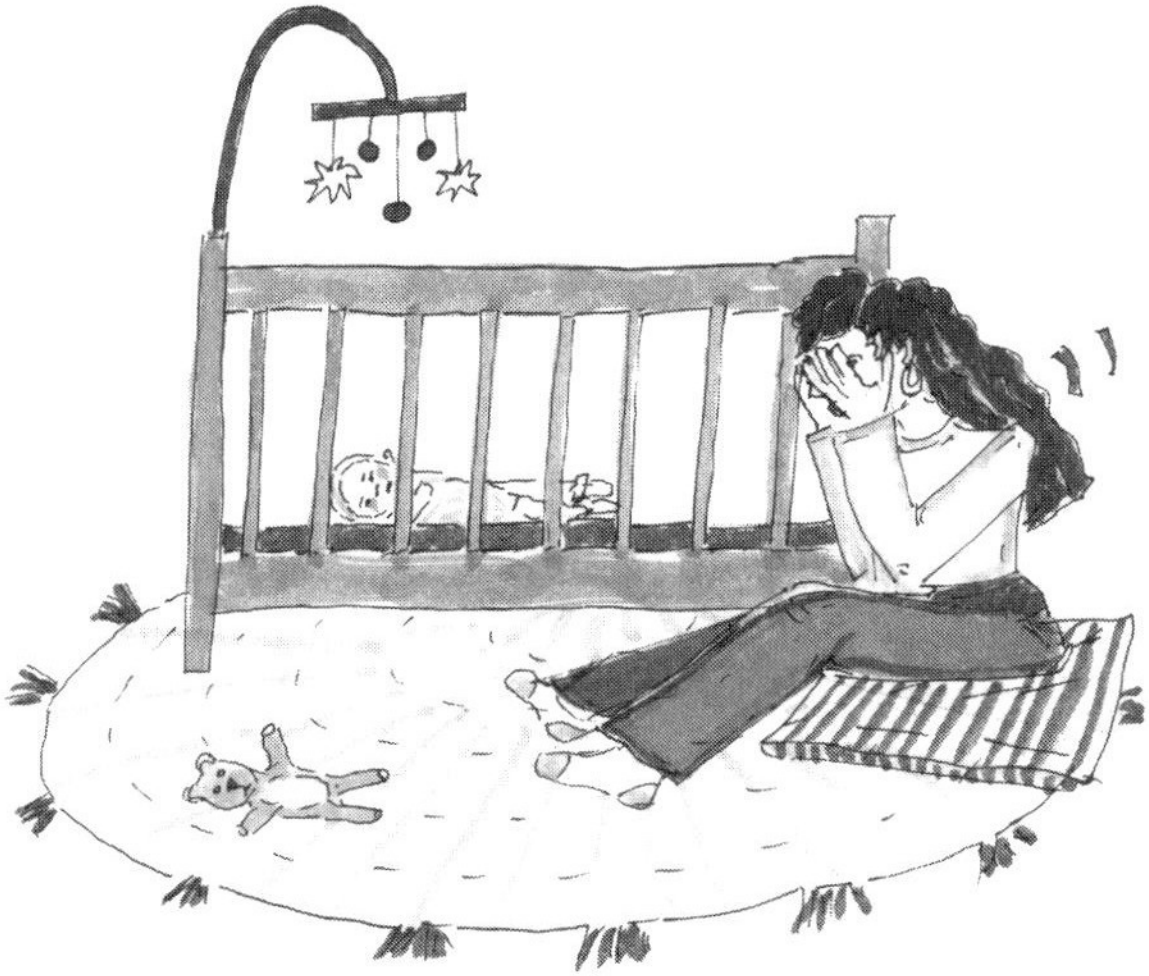

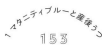

・激しい罪悪感を抱く

重要事項

新米ママに起こるこのような症状。それらには、彼女自身が自覚するよりも先に、パートナーなどが気づき、心配するケースもあります。生まれたばかりの赤ちゃんに対して何の感情も湧かず、そうかと思えば時には敵意さえ抱いてしまう。そんな状態にある母親が感じる恥ずかしさを考えてみてください。このような感情は、誰にも話したくないものです。「精神を病んでいる」「自分の子どもの世話ができない」と他人から思われるのを恐れている場合も多いのです。

時が経つにつれ、うつ病という暗雲が立ち込める中、彼女は自分自身を、そして赤ちゃんのことを憎み始めます。そして、あなたや周囲にいる誰もが、彼女を憎んでいると確信するのです。母親が持っているこのような感情について人に話すのは容易ではありません。したがって、多くの母親は自分自身や他人にこう言い聞かせます。「ただブルーな気持ちになっているだけで、すぐにでも良くなる」。しかし、実際にはそうはいきません。

産後うつ病の原因

ホルモンの問題から社会的な問題まで、産後うつ病の要因は数多くあります。次のような状況が、女性にとってのリスクを高める要因と考えられています。

・ストレスの多い妊娠、予期せぬ妊娠
・難産
・孤立、家族からのサポートの不足
・有給雇用からのキャリア転換、それによるアイデンティティーの喪失（特に30歳以上の女性の場合）
・最近経験した、親しい友人や家族の死
・中絶、ゆりかご死、死産、流産の経験
・子どもの頃から未解決の問題／実母との関係の悪さ
・家事の増加、特に「気難しい」赤ちゃんを育てている場合
・キャリアと新生児の世話の両立

薬物療法への懸念

もちろん、妊娠中や授乳中に薬を服用したいと考える妊婦はいないでしょう。したがって、妊娠期中のうつ病をどのように治療するかを決めるのは簡単ではありません。妊娠中の薬の服用においては、リスクと効果について慎重に比較する必要があります。担当医と協力し、十分な情報のもとに選択をしてください。あなたと赤ちゃんが、長期間にわたって健康と幸福とともに生きていけるよう、最善の方法を選びましょう。抗うつ薬が先天性異常を引き起こすリスクは低いと考えられています。それでも、薬の種類と量については、注意深く考える必要があります。

妊娠後期には、赤ちゃんの全身が形づくられていきます。特にその時期において、医師がもっとも心配するのは、母親の健康状態です。妊娠中の母親が自殺することは実際にあります。その人数は多くはありませんが。大事なのは次の点です。たしかに抗うつ薬を飲むと、何かしらの影響は生じます。しかし、母親の体調不良が出産前後の赤ちゃんに与える悪影響の方が、はるかに大きいという事実です。

出産後に薬を飲むのは、それほど恐ろしいことではありません。しかし、服用に対して非常に消極的な姿勢を持ち続ける新米ママもいます。産後精神病になった場合、薬物療法は必須です。母親の体調不良が続き、赤ちゃんとの結びつきがうまくいかない期間が長くなるほど、初期に生まれるきずなや愛着が損なわれるからです。

妊娠前、妊娠中、そして出産直後に重度のうつ病になると、新米ママやその幼い子どもに永続的な悪影響が生じる可能性があると、研究で明らかになっています。母親が、赤ちゃんの世話ができない、あるいは赤ちゃんとの愛情がはぐくめない場合、長期間にわたってその子に影響が残る場合があるのです。たとえば、社会的、感情的、身体的、認知的な面での発達において、その影響が現れます。もちろん、この事実は、生物学的な母親だけに当てはまるのではありません。赤ちゃんの世話を主にする人すべてに関わります。

「第2の保護者」も重要である

私たちは今、母親、父親、子どもという家族構成が標準だとされる世界に生きています。しかし、ふたりの母親、ふたりの父親、ひとりの母親と精子提供者、トランスジェンダーの両親など、違った構成の家族も存在します。したがって、「第2の保護者」は、より重要で、時として複雑な要素も併せ持つ、考慮すべき対象となりました。

もはや、生物学的な親だけに焦点を当てることはできません。もし両親がともに生物学的な親であったとしても、出産した親が子育ての中心を担う「メインの保護者」になるとはかぎりません。生物学的な母親が仕事に復帰して、「第2の保護者」が家で長くともに過ごす「メインの保護者」となるケースもあります。

これまでの研究の多くは、生みの親と赤ちゃんの間に続いていくきずなに重きを置いてきました。血のつながりが究極の関係であると考えたからです。もしそれが本当だったとしたら、生みの親のもとで起こり得る児童虐待をどう説明するのでしょうか。血縁関係は、幼児の幸福を必ずしも保証するものではありません。

赤ちゃんにもっとも関心が集まっている中、「第2の保護者」であるあなたはパートナーとの人間関係に

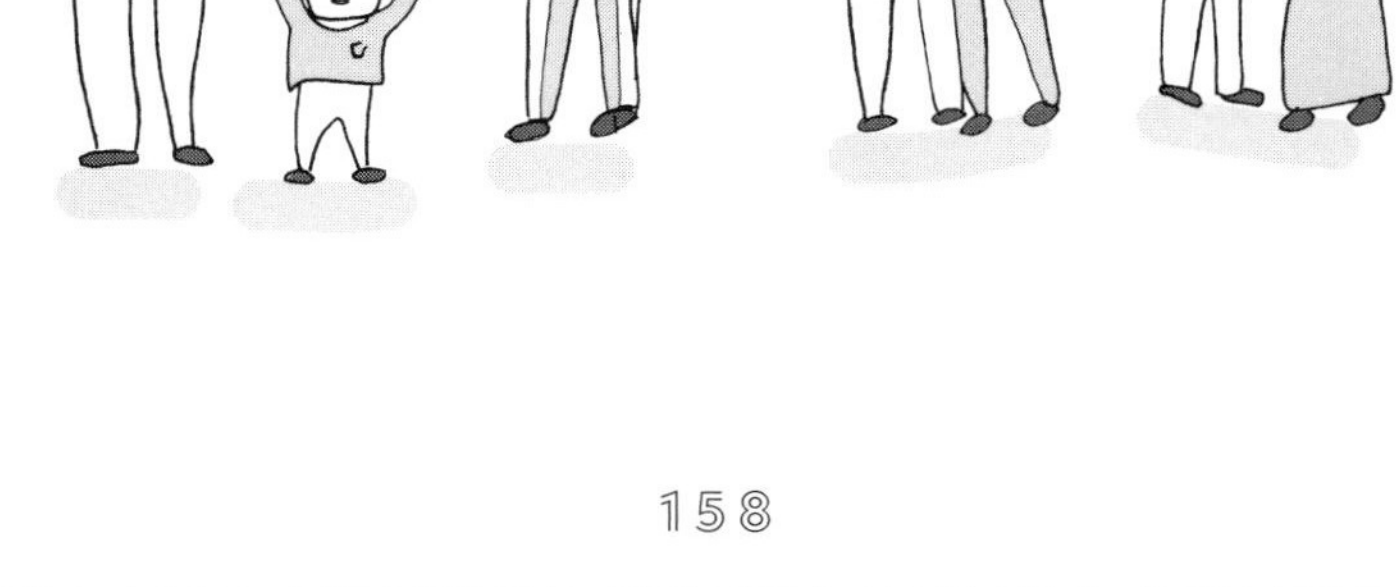

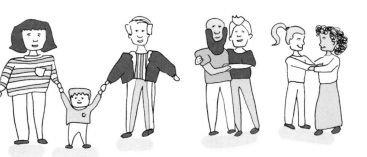

おける大きな変化に直面します。一緒に過ごす時間はとても少なくなり、仲良く過ごしていた時間は、疲れていて、深夜の授乳で忙しい日々に取って代わられるでしょう。この時期、もしあなたが強い孤独感を抱いたとしても、それは異常でも何でもありません。

ある父親のエピソード

私の患者が、次のような話を聞かせてくれました。

「自分が子どもに危害を加えるという想像をする」。

妻のレイチェルがそう言い始めたとき、私は我が家のかかりつけ医に連絡しました。そして、巡回保健師がやって来ると、私は次のように感じ始めたのです。「保健師たちは、問題の原因が私であるとほのめかしている」「妻が疑り深く、また涙もろくなっているのは、私のせいだと保健師たちは思っているのではないか」。

レイチェルがついに入院したとき、私は家庭生活を維持するためにできるかぎりのことをしました。そのとき、我が家に何が起きているのかを、私たちに説明してくれる人がいたら、とてもありがたかっただろうなと思います。そうすれば、親戚が理解し、サポートしてくれたかもしれないからです。

メンタルヘルスの専門家に相談しましたが、精神科医が私に対して十分な説明を行っていないと感じたときもありました。私が主なサポート役であったのにもかかわらず、です。

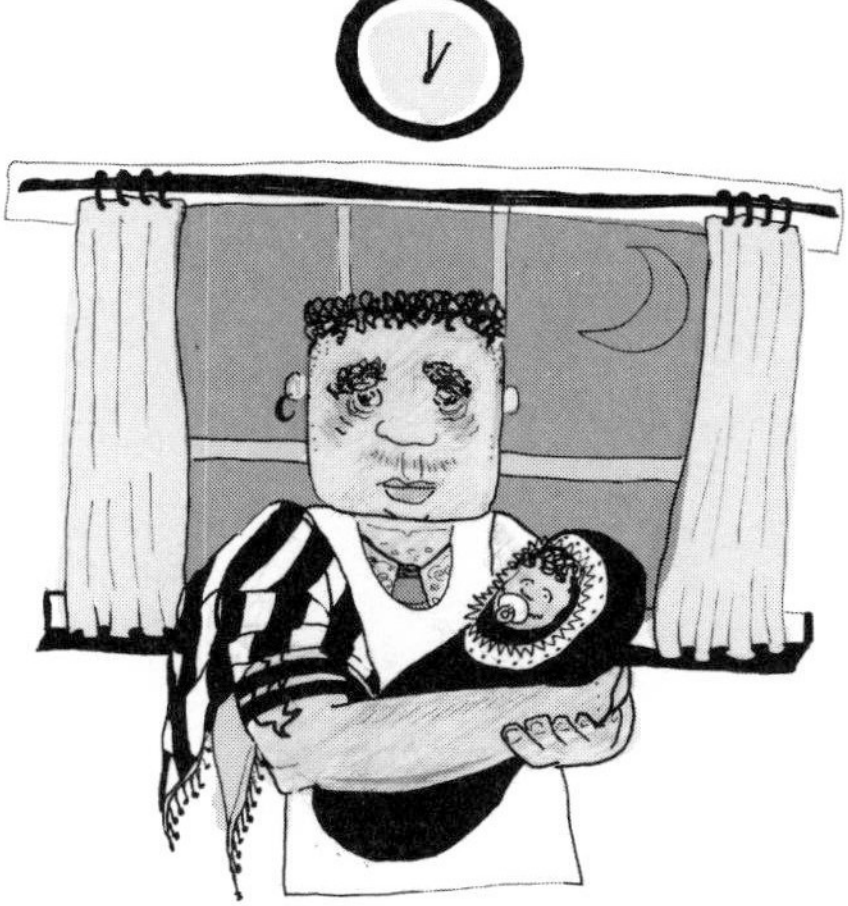

そのときの状況を教えてくれたら助かったと思います。「今起こっていることは、自分が何かをしたから、あるいはしなかったからという事実とは、必ずしも関係がない。産後うつ病によって引き起こされた状況なんだ」。そ

う理解する必要があったと思います。

他にも、話し合いの大切さについて学びました。妊婦教室では、ポジティブな側面に焦点が当てられます。しかし、子どもを持つ際に生じる問題についても、もっと強調した方が良いでしょう。そして、生物学的な母親だけでなく、「第2の保護者」にかかる負担についても教えるべきだと考えます。

「第2の保護者」へのアドバイス

・気分が沈んだり、疎外感を抱いたりするときもあるでしょう。物事を個人的な攻撃として受け止めないように気をつけてください。また、自分自身をケアする環境を作りましょう。

・あなたの気持ちについて、他人と話すのを恐れないでください。会話をすると気が楽になりますし、自分が抱いている感情は恥ずかしいものではないと思えるようになります。「自分は、悪い親、あるいは悪いパートナーなのだ」という気持ちを持ち続けなくて良くなるでしょう。

・医師たちに、はっきり意見を主張するようにしましょう。母親が服用する薬や、主な治療方針について変更がなされるとき。そんなタイミングには、自分もその判断の場に参加でき、そして情報を提供してもらえるように依頼しましょう。

・直感に従いましょう。もし、パートナーの調子が悪くなっている、あるいは薬の服用を早期にやめようとしていると感じたら、心配しているという気持ちを伝えてください。

・産後精神病になり、症状が非常に悪くなった場合、パートナーにとっては入院するのが最善なのかもしれません。**もし、そうなっても、あなたが何か失敗をしたということにはなりません。**現段階で、母親や赤ちゃんにとってどうするのが一番いいのか、という点が重要なのです。

・家事、食事の用意、赤ちゃんの沐浴、買い物など、実際に役立つあなたのサポートは貴重です。母親が、リラックスする時間を確保できるようにしましょう。

・職場の何人かには家庭の事情を説明しておきましょう。そうすれば、必要に応じて、少し早めに帰宅したり、休みを取ったりできるかもしれません。

・パートナーには、気持ちを伝えてくれるよう促しましょう。そしてもし彼女が良くない想像をしていると打ち明けても、批判しないように努めてください。当人はすでに恥ずかしさを感じ、自己批判をしています。あなたが一方的に批判すると、心を閉ざしてしまいかねません。
・友人や家族の訪問は、適度な人数にとどめましょう。大人数の集まりはお勧めしません。今後、彼女が元気になれば、いくらでもそういう機会はやって来ます。
・あなたとパートナーの両方が休憩できる時間を作りましょう。短い散歩など、家から離れる時間があるといいですよ。
・夜泣きをする赤ちゃんの世話をして、パートナーが眠れるようにしましょう。睡眠の邪魔になるものをなるべく取り除くのが大事です。
・忘れずにこう言ってあげてください。
「君を大切に思っているよ」。

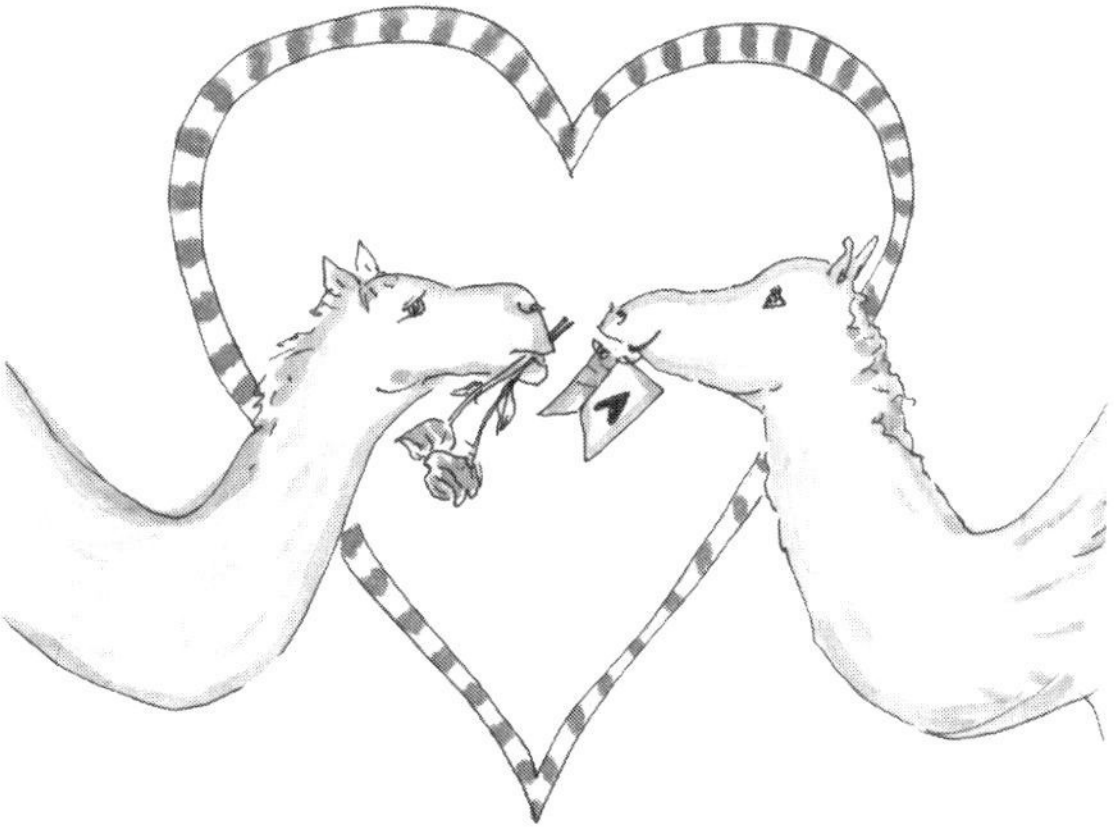

2 小児期のうつ

もし、大好きなおばあちゃんが死んじゃったら？　もし、親友が引っ越してしまったら？　もし妹ががんになったり、飼い犬が死んでしまったりしたら？　もし学校でいじめられたら？　どう感じると思う？

——ある子どもより

あなたも私も、そんなときどう感じるかわかっていると思います。（控えめに言っても）とても、とても悲しくなるでしょう。もしそのような状態がしばらく続けば、気分が落ち込む可能性が高まります。しかし、子どもたちがうつ病にかかるかもしれないとは、多くの大人は考えないようです。子どもも大人とまったく同じ物質、すなわち気分の受容体、神経系、ストレスホルモンなどからできているにもかかわらず、です。

1950年代後半にはすでに重要な研究が始まっていたのですが、実際には1980年代になるまで、小児期のうつ病の正式な診断はありませんでした。子どもがうつ病になる可能性は低いと考えられていたのです。

臨床的見地からの私の意見を述べましょう。現代社会において、大人のうつ病は以前より受け入れられやすくなりました。しかし、子どものうつ病に関しては、まだ別の考えが残っているようです。たとえば、次のような意見を耳にすることがあります。

・うつ病の話題が出て得をするのは製薬会社だけだ。しかも今度は、子どもたちを利用してお金を稼ごうとしている。とんでもないことだ！

・ただ、そういう年頃なんだよ。今を乗り越えれば、もっと強い人間に成長するだろう。

こうした懐疑的な意見にも、少なからず真実味があるのは否定しません。子どものうつ病の

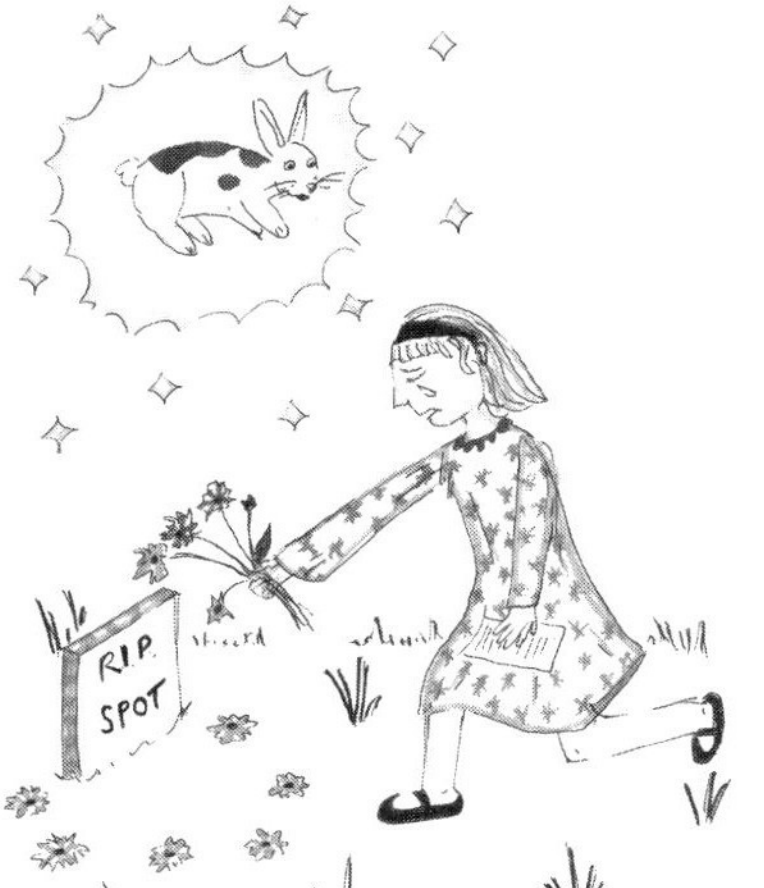

診断や、薬による治療について、いまだに学術的な議論が広く行われているからです。しかし、もはや議論されていない側面があります。それは、子どもの抑うつ障害群の存在です。

また、うつ病の子どもは、その症状を抱えたまま大人になる可能性が高いことも、研究者の間で明らかになってきました。私は毎日、臨床の現場で次のような話を聞きます。

「じっくり考えてみると、子どもの頃、幸せだったという記憶がないんです」

子どもがうつ病かどうか、どうすればわかるのか？

悲しみ、あるいはストレスの多い出来事に対するごく自然な反応。それらを、むやみに誇張して皆さんの心をざわつかせるつもりは、私にはありません。私が言いたいのは次の点です。悲しみは、喪失や嘆きに対する正常なものです。しかしやがて、それが状況にそぐわなくなる時期が訪れ、その時点で子どもはうつ病を発症する危険性があるということです。

次のチェックリストは、世界保健機関（ＷＨＯ）が公開している情報を参考にして作成されました。あなたの子どもが一定の水準を超えたかどうかを知るための目安になるでしょう。

子どものうつ病チェックリスト

- □イライラしやすい、不満に対する耐性が低い
- □以前は楽しんでいたことが楽しめなくなった
- □しょっちゅう悲しくなる
- □過活動や、度を超えた落ち着きのなさが見られる
- □原因不明の腹痛や頭痛、疲労が頻繁に生じる
- □体重が減少した、または望みどおりに体重を増やせない状態にある（あるいは、珍しいケースとしては、体重が増えすぎる）
- □悲しみや絶望をよく言葉で表現する。「もう二度と幸せだなんて思わないだろう」

□ 自尊心の低さを示す言葉を口にする。「私以外の生徒はとても優秀だ」「誰も私を好きじゃない」

□ つねに、そして過剰に心配する。たとえば、大災害が起こる、家族の誰かがけがをするなど、悪いことが起きるのではと思い込む

□ 睡眠パターンの変化：寝つきが悪い、夜中に目が覚める、あるいは過眠になり、日中に眠気に襲われる

□ 学校に行くのを拒否する、あるいは嫌がる

□ これまで順調だった学業成績の著しい低下が見られる

□ 友達と一緒に遊ぶことにあまり興味がない

□ 気力が低下し、疲れているように見えたり、動きが鈍くなったりすることが多い

□ コミュニケーションを取るのが難しくなる。話すことが億劫になる

□ 何度も家出をしようと思ったり、それを実行しようとしたりする

□ いわれのない敵意や攻撃性、物事への拒絶が見られる。学校でけんかをする

□ 過度に涙もろい、しょっちゅう泣きそうになる

□ 病的な思考あるいは自殺願望がある、死ぬことや死に方についてよく想像する、死に関連した絵を頻繁に描く

注意：このリストにある症状のうちひとつが当てはまったからといって、うつ病や重度の情緒障害を抱えていることにはなりません。しかしながら、自殺願望が確認できた場合は、その頻度にかかわらず深刻に受け止めましょう。このようなケースでは、あなたの子どもは、直ちに専門家の助けを借りる必要があります。もし、過剰な心配だったという結果になっても問題ありません。用心するに越したことはないのですから。

また、うつ病の症状によく似た疾患がいくつかあります。たとえば、注意欠陥障害、心的外傷後ストレス障害（PTSD）、学習障害、不安障害などです。したがって、正確な診断が極めて重要です。

これらの行動がうつ病の症状であると考える前に、注目したい点。それは、これらが普段の行動からの変化を示しているかどうかです。

本書の本編で述べたように、うつ病と判断するには気分が低下した状態が2～4週間以上続いている必要があります。特に深い悲しみによる反応の場合はそうです。しかし、うつ病の子どもの多くはその症状を絶えず抱えているわけではありません。その代わりに、ある期間にわたって頻繁に症状が出たり消えたりするのです。デビッド・ファスラーとリン・デュマによる共著『子どもの心がうつになるとき』（2005年 エクスナレッジ刊）では、子どもが本当にうつ病なのかどうかを判断しようとする場合、親はある重要な質問に注意を向ける必要があると助言しています。

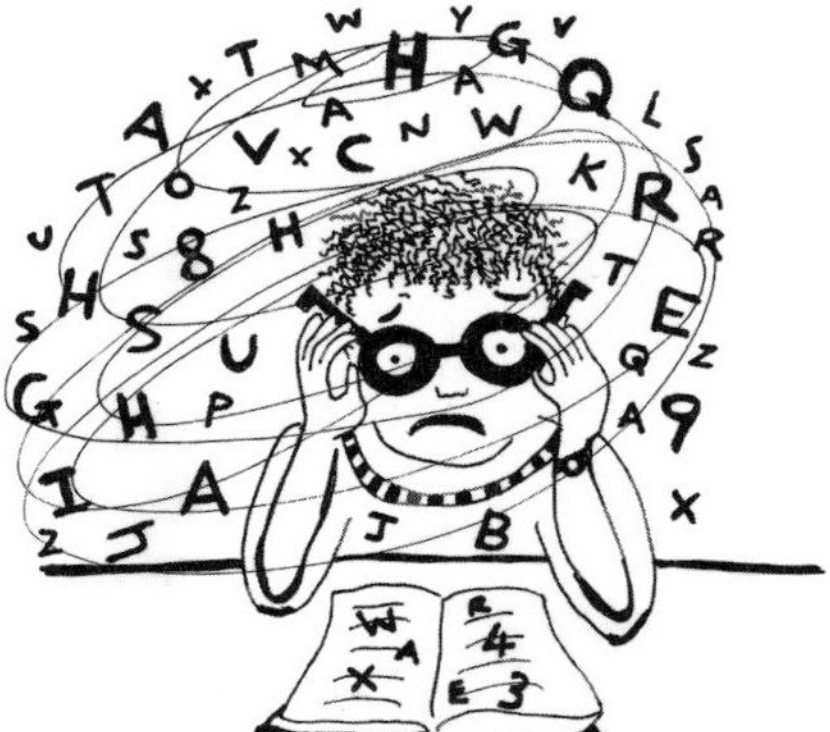

ロボットでないことを証明するために、
このボックスにチェックを入れてください。

□

子どもの悲しい気持ちや行動は、日常生活やその子の成長に、どの程度支障をきたしているのか？

この質問への答えを確認するのに役立つ測定方法はいくつもあります。

ここで私が気に入っているチェックリストを紹介しますが、答え方には二通りあります。まずは、子どもの反応を予想しながら、あなた自身が回答するという方法です。あるいは、子どもの年齢が少し高い場合には、その子と話し合いながら一緒に答えるという方法もあります。その場合は、あらかじめ、あなたが答えを知りたがっていると伝えるのがいいでしょう。

このチェックリストは、あなたが指標として利用するための、ちょっとしたテストです。絶対的な真実を教えるものではありません。正確な診断は、専門家にお任せください。

先述したように、ここで大切なのは、子どもにこれらの症状があるかどうかだけではありません。症状がどれくらいの頻度・強度で、子どもの日常生活に影響を及ぼしているかを考えるという姿勢です。

チョート小児抑うつ尺度（CDI－C）

「はい」か「いいえ」で答えてください」

Y：はい　N：いいえ

		Y	N
1	悲しいと感じることが多い	□	□
2	よく眠れない	□	□
3	疲れを感じることが多い	□	□
4	友達が少ない	□	□
5	よく泣く	□	□
6	他の子と遊ぶのが好きじゃない	□	□
7	前よりおなかがすかなくなった	□	□
8	他の子に嫌われている	□	□
9	寂しさを感じる	□	□
10	腹痛や頭痛に苦しむことが多い	□	□

11 学校が嫌いだ □ □
12 悪夢を見る □ □
13 時々、自分を傷つけたくなる □ □
14 よく心配する □ □
15 自分が嫌いだ □ □
16 他の子は自分より楽しそうに見える □ □
17 以前ほど学校の成績が良くない □ □
18 時々、集中できないときがある □ □
19 よくイライラする □ □
20 よくけんかをする □ □

注意：３つ以上の項目で「Ｙ：はい」と答えた場合は、専門家による鑑定が必要です。先に述べたように、特に質問13「自滅的思考、自殺願望」に「Ｙ：はい」と答えた場合は、必ず専門家に診てもらいましょう。

子どもに対するサポートの種類

軽度のうつ病である幼少期や思春期の子どもは、通常、心理療法のみで治療されます。ただし6～8週間以内に症状が改善し始めない、もしくは悪化した場合は抗うつ薬の投与が勧められる場合もあります。抗うつ薬に頼る前に、治療の選択肢について見てみましょう。

家族療法

セラピストは、家族と一緒に問題に取り組みます。そして、子どもの憂うつな気分の原因となり得る人間関係の問題や、コミュニケーションの難しさを特定する手助けをするのです。家族の中に大きなストレスが生じていたり、大切な人の死があったりした場合もあるでしょう。そのようなとき、家族のメンバーそれぞれが自身の課題に対処しようとするあまり、互いのコミュニケーションが取れなくなっている可能性があります。

うつ状態にある子ども。その子は、実は家族全体の苦痛や、悲しみの症状の一部を表しているのかもしれません。このような形で不幸を表現するのは、より繊細な子どもであることが多いです。私はこういった子どもを「影響の運び屋」になっている状態だと考えます。あるいは、こんな風にも言えるでしょう。子どもは、言葉にされないけれども家族の中に漂っている情緒的な雰囲気を表す存在なのだ、と。

家族療法は誰かを非難することを目的にしているのではありません。家族が問題を抱えている場合に、より健全なコミュニケーションの方法を探るためのものなのです。

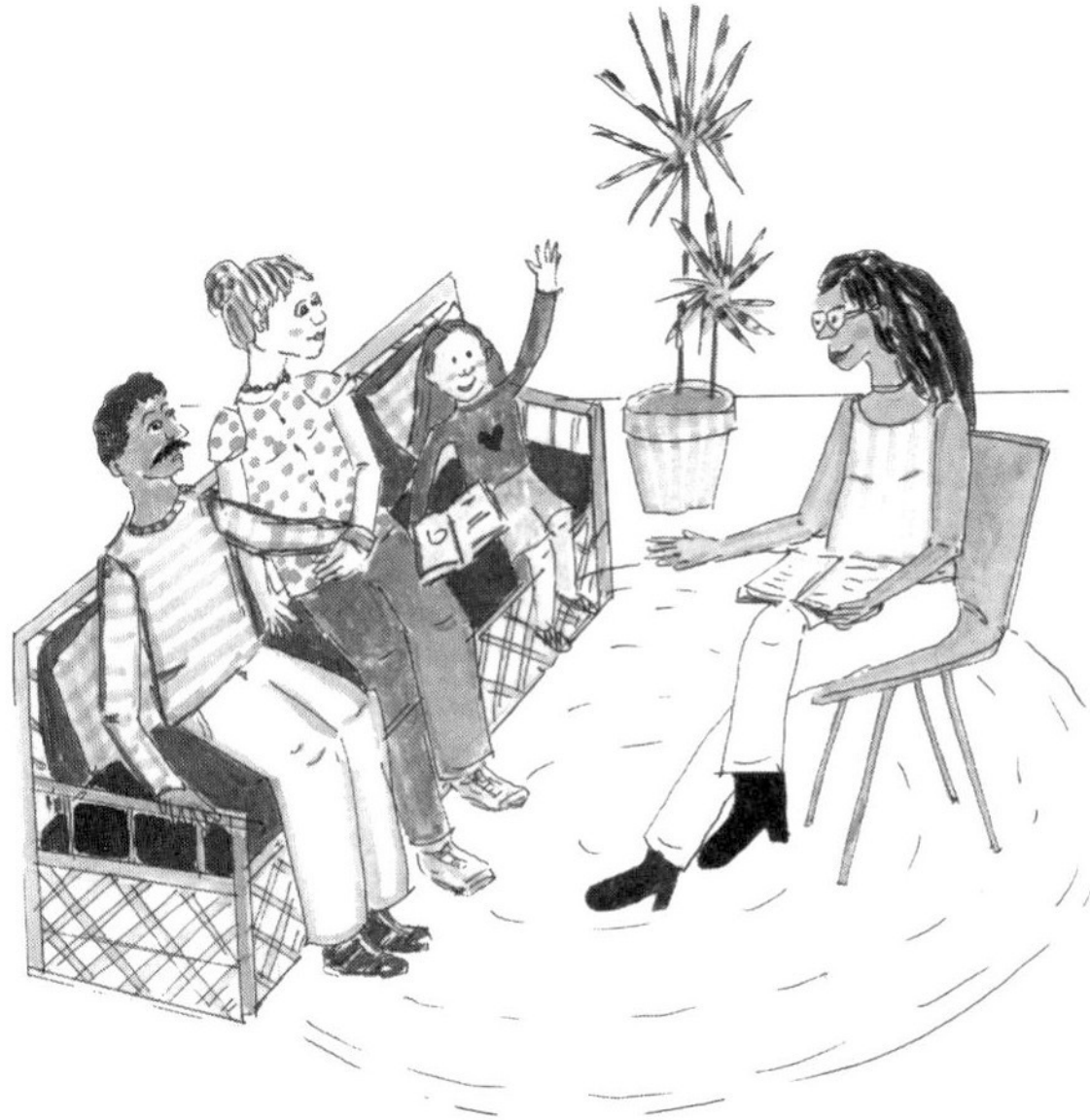

個人療法

家族療法が大きく貢献することもありますが、子どもに対する個人療法もまた不可欠です。認知行動療法（CBT）は子どもにも非常に効果的で、多くのものをもたらしてくれると、私は臨床心理学者の立場から考えています。

認知行動療法による基本的な理解をここでお伝えしましょう。それはたとえば、両親の離婚など、自分や家族に何か悪いことが起こると、大人と同じように、うつ状態にある子どもも自分を責めることがあるというものです。

幼少期の子どもが持つ性質上、その傾向はより強いともいえます。なぜなら子どもは、自分を中心に物事を考えるからです。自分を軸として世界は回っていると感じているため、何か悪いことが起こると、それが自分と何らかの関係があると認識します。

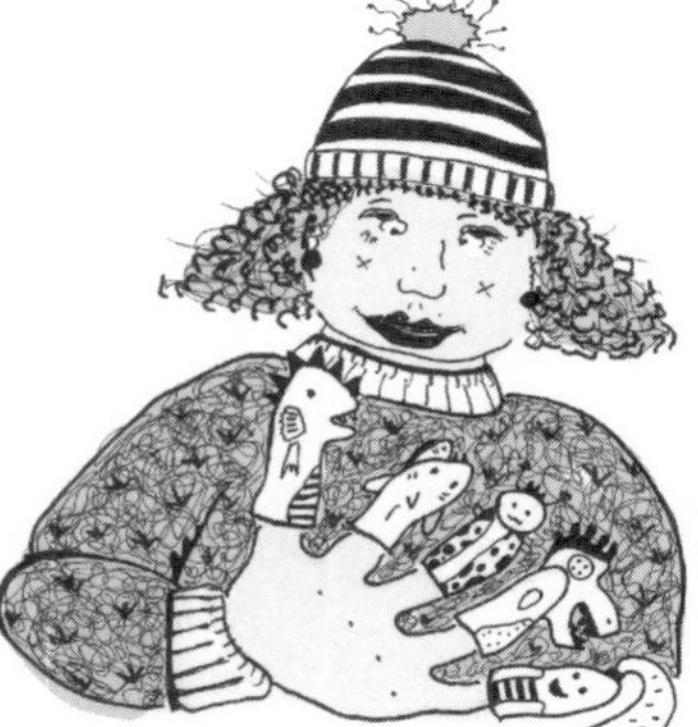

認知行動療法は、子どもが持つネガティブな考え方を特定するのに役立ちます。ま

た、その否定的な思考パターンが、どのように子どもの行動の変化に影響するのかについても明らかにします。子どもを対象とした認知行動療法士が取る方法で、私がとても気に入っているもの。それは、指人形を使って子どもの思考パターンに形を与え、内面的な対話に命を吹き込むというテクニックです。

思考の特徴が特定されると、子どもは次のような技術を身につけます。まず、起こっていることをよりポジティブな（合理的で、感情的でない）観点から再評価します。そして、自分を傷つけるような考えを、もっと建設的で有益な思考に置き換えます。結果として、子どもはより良いコミュニケーションや行動を取れるようになるのです。

薬物療法

子どものうつ病という分野では、特に薬物療法の有効性に関して、未知の領域が多くあります。医療関係者が薬の投与を勧める場合は、子どもへの有効性について十分に質問してください。

薬物療法を治療の最初の手段にするべきではなく、軽々しく薬を処方すべきでないと臨床医は考えています。ただし、特に自殺願望を持つ子どもに対して、薬の投与が非常に有効であり、命を救うことがあるというのもまた事実です。食欲の変化、気力の低下、睡眠障害など、うつ病の症状が身体的な不調として現れている場合にも、とても役立ちます。

十分な健康診断を受けずに、子どもに薬を飲ませるのは絶対にやめましょう。また、うつ病と甲状腺機能異常などといった他の疾患の症状との類似性にくれぐれも注意してください。

入院

非常に極端な場合、入院が必要になることがあります。家庭外でのケアが提案されるのは大変まれです。しかしながら、自殺の危険性がある場合は、選択肢のひとつとして検討した方が良いでしょう。

親へのアドバイス

・あなたの子どものことは、あなたが一番よく知っています。

・行動や感情の変化に気づいてあげられるのは、あなた自身です。
・教師など、子どもをよく知っている他の人たちと連絡を取りましょう。子どもの苦痛にはいじめが関係している可能性があります。
・自分の直感を信じましょう。身体的な原因はないと確認した上で、それでも何かがおかしいと感じる。そんなときは、メンタルヘルスの専門家に相談してください。子どもの心の問題に詳しい人ならなお良いです。

結局のところあなたがしているのは、現在と将来の両方のために、子どもの脳の健康に力を注ぐということなのです。

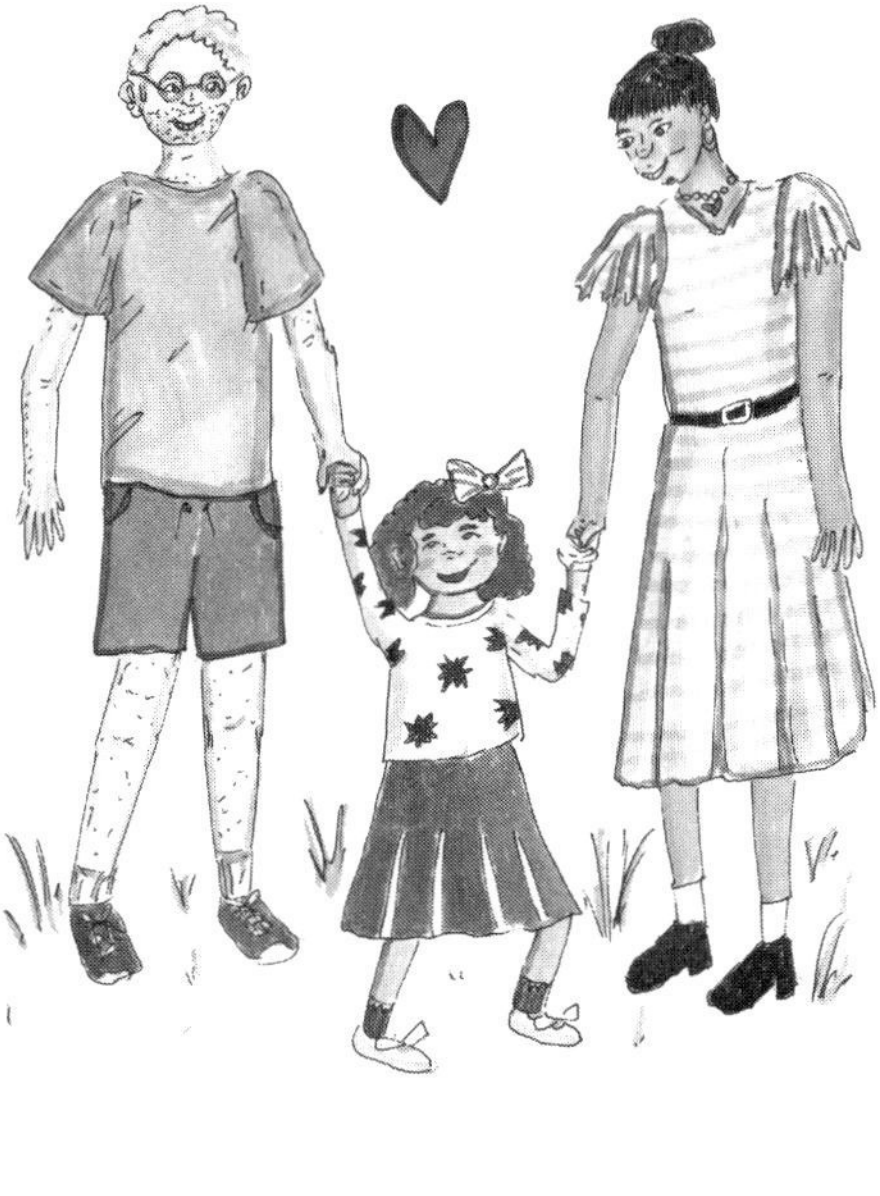

3 思春期のうつ

年齢を問わず、あなたの子どもが何か変わった行動を取るとします。訳知り顔の友人、自分の両親、そして「『完ぺきな』子どもを育てるため」の手引き書などは、その理由についてこう答えるでしょう。「そういう年頃なんだよ」。
あなたの両親は、(それが何歳であれ)あなたが同じ年齢の頃、いかに悪ガキだったか話します。友人はそれぞれの経験を語り、こう結論づけます。「何の心配もいらない。そういう時期だってことさ」。

子どもの成長には、さまざまな段階があります。初めてしゃべった。初めて歩いた。初めて通信簿をもらった。それぞれの節目には、大きな喜びが伴いますね。しかしもちろん、苦痛、怒り、パニックを伴うような体験だってあります。子どもが停学になったという連絡を、初めて学校から受けた。初めて警官が子どもを家に送って来た。初めて子どもがこう叫んだ。「あんたなんか大嫌いだ。もう死にたい!」。リストはどんどん続きます。

思春期。それは、誰も適切な対処法を教えてくれない時期です。ただし、実際には、思春期というのはかなり最近になって認識されるようになった発達段階なのです。私が考えるに、これは、主に先進諸国で見られる現象です。

歴史を振り返ると……

欧米の先進国、そして西洋化された新興国においては、児童期と青年期の距離がさらに開いていっているようです。そう遠くない昔、学校を出て、自活するための仕事を見つけられる年齢になれば、子どもたち

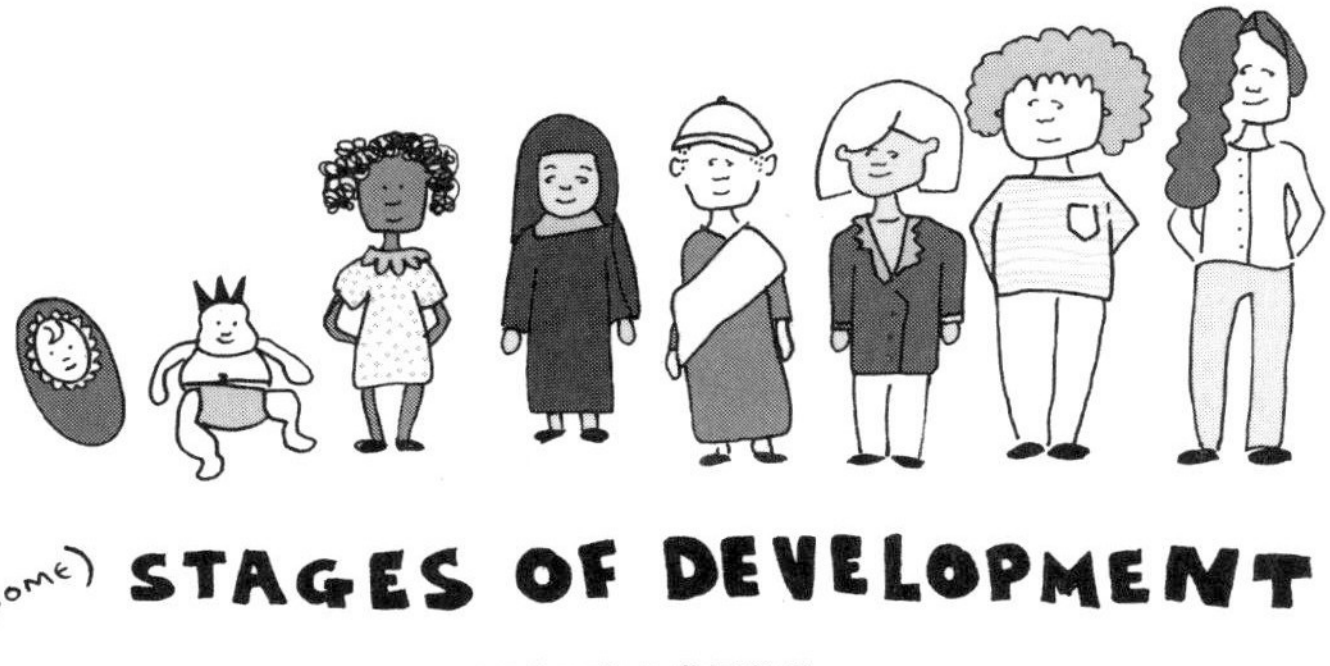

いくつかの成長段階

は大人になったと考えられていました。

現在、子どもと大人に与えられる伝統的な役割や、両者にかけられる期待は、かつてほど明確ではありません。その結果、若者と親の両世代に混乱を招くこととなりました。学生ローンのため、親に経済的に依存せざるを得なかったり、時には非常に限られた就職口しかなかったりという、若者を取り巻く社会の実態が一因だといえます。

私の見解

国際的な調査によると、うつ病になる人の数は増加しています。しかも若年層において、うつ病にかかる人びとが増えているとの警告が、その調査ではなされています。そのような傾向は、10代の自殺率の上昇によっても立証されています。

10代の自殺者数や、10代のうつ病率の増加を表す統計資料について、ここで議論するつもりはありません。しかしながら、私が強く主張したいのは、**「若者の間で何よりも広まっているのは不安である」**という事実です。

若い人びとは、心の中の批判的な対話（ネガティブな考え）との絶え間ない闘いに、もうこれ以上対処できないという限界に達しているのだと、私は考えます。このような状態は、強い身体的・感情的不快感をもたらすことがあります。

ネガティブな考えに覆われ続けると、心の中は、不安、自信のなさ、自分の価値の消失といったものについて葛藤する場となります。苦しみを内面に抱えて生きている自分自身に気づいたとき、自殺は、苦しみから逃れる手段のように思えます。

私は10代の気分障害の専門家として、若者たちの心理に携わってきました。こういった経験があるからこそ、私は臆することなく、これらの症状に関する見解を述べられていると言ってもいいでしょう。

10代の若者に関わることで次第に明白になってきたのは、彼らはうつ状態にあるというより、不安を抱えているという事実です。長引く不安が、うつ病のきっかけとなるということが、現在の研究からわかっています。

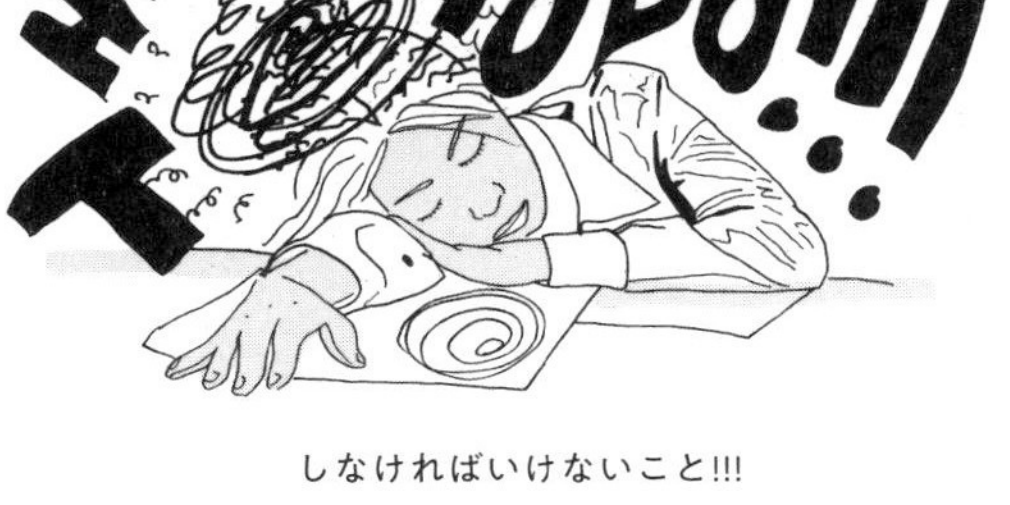

しなければいけないこと!!!

自殺について考えるとき、それを単にうつ病の結果としてだけ捉えない方がいいでしょう。それよりも、今、存在する不安に耐えられない、あるいは不満を持っているからこそ、そういった不快感に対して、ともすれば悲劇的な結果（自殺）を招いてしまうと理解するのが良いのかもしれません。

したがって、10代のうつ病に対してアプローチする際には、まず不安について調べる必要があると私は考えます。過度の緊張を感じたとき、身体の機能を停止させてしまうという点において、10代は大人と何ら変わりはありません。

近頃の若者は、なぜそんなに不安なのか？

患者の親や、年配世代の親族からよく聞かれるのがこの質問です！

特に、技術の発展した現代の社会においては、その理由はひとつではありません。偏見や無知、不寛容さにあふれ、ますます複雑化する社会の中で若者は生きています。いじめを例に挙げましょう。いじめ自体は、何も新しい現象ではありません。遊び場は、つねに残酷な場所でした。しかし、その残酷さが、今ではクリックひとつで広まります。辱めが瞬時に拡散されるのです。それって新しいですよね。

たしかに、SNSは関係しています。そこでは、完ぺきな人生が繰り広げられていますし、それを見た人は無力感を抱いたりもします。しかし、このひとつの社会的側面だけに罪を着せることはできません。なぜなら、よく観察すれば、SNSを利用している人すべてが不安や気分の落ち込みを抱えているわけではないとわかるからです。したがって、SNSだけが悪いのではありません。

「気質」なのか、「育ち」なのか？

どちらでもないといえますし、どちらでもあるともいえます。正解も不正解もないのです。

自分自身や大切な人を少しでもよく理解するために助けとなる科学的研究が、後成遺伝学です。後成遺伝学は、人びとの行動や環境が、遺伝子の働きに影響する変化をいかに引き起こすかについて研究する学問です。

つまり、人びとは、ある特定の症状に対する遺伝的素質を持っている可能性があるのです。しかしながら、その素質は単なる傾向を表すだけともいえます。その素質を持っているからといって、必ずその人は発症するというわけではありません。

このことから、不安症状には25〜40%の遺伝的素質があるとする研究結果が導き出されます。これは、がんの遺伝的素質が5〜10%だと推定されていることを考えると、途方もなく高い割合です。

もしかしたらあなたは、過敏症になる遺伝的素質を持つ子どもを産んだのかもしれません。つまり、その子どもは、あらゆる喜びやストレスに対して過敏に反応しやすいのです。

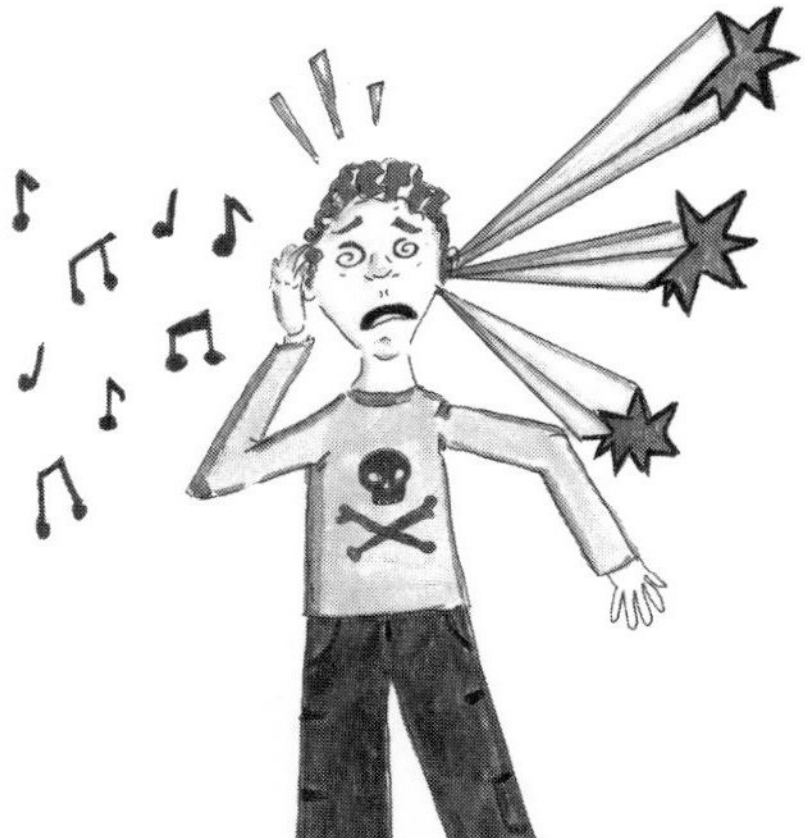

過敏症の子どもは、環境からの刺激を受けすぎることがあります。

このような過敏さは、たいてい幼少期と10代、そして青年期に現れます。私たちはこれを「気質」と呼んでいます。分離不安（住み慣れた環境や、家族から離れることによって生じる不安)、内気さ、心配性、友達を作ることの難しさなどが、その気質の表れである場合が多いのです。

こういった感情すべてを、周囲に存在する、悪意に満ちた環境と混ぜ合わせてみてください。より広い視野で、状況の複雑さを理解できるのではないでしょうか。その要因には、生物学的、社会的、心理的な側面があります。

その他の要因

うつ病の発症は、家族との死別と関連する場合が多いようです。身近かつ重大な経験だからでしょう。特に、家族にうつ病の病歴がある場合は、そうなる可能性が高いのです。その他の深刻なストレス要因としては、身体的または性的暴行が挙げられます。

10代とうつ病に関する文献によく登場するもうひとつのテーマ。それは、自尊心が低く、攻撃的あるいは反社会的な特徴を持つ若者の自殺行動のリスクが高まるというものです。貧弱な親子関係、家庭の機能不全、そして家庭の崩壊は、すべて危険因子であることが明らかになっています。

思春期は重要な発達段階です。母なる自然が進化を通じて後押しすること。それは、種を存続させるために集団の一員となり、仲間を見つけ、最終的には子どもを産むという原始的な欲求です。しかし、二元論に支配された世界においてそれを実行に移すのは、必ずしも簡単なことではありません。

思春期には性に関する意識が高まり、セクシュアリティにまつわる問題が発生します。また、性的な好みに関しても決断が迫られます。セクシュアリティに悩む若者は、うつ病になりやすいといわれます。家族や仲間からの反応を恐れなければならないような家庭や学校に身を置いている場合は、うつ病になるリスクはさらに高くなります。

ゲイである30代の男性から聞いた話が忘れられません。ワインを飲んだ後、私に話してくれたのです。母親にカミングアウトしたときのことでした。

とても勇気がいりました。でも、自分らしく生きるためには、自分がゲイであることを両親に伝える必要があると思ったんです。母は、嫌悪感をたたえた目で私を見てこう言いました。「がんになったと伝えられた方が、まだ良かった」。そして、すぐにその場から立ち去り、嘔吐したんです。その音は自分にも聞こえてきました。

母親の反応が彼にもたらした精神的ダメージは、説明するまでもないでしょう。

「そういう年頃」理論に戻ると……

「そういう年頃」なだけなのか、もっと深刻な事態なのか。10代の子どもを持つ親にとって、これらをどう区別すればいいのかは、しばしば悩みの種になります。

子どもが着る服は黒っぽく、聴いている音楽も暗い。そして親のあなたが車を使わせないと言うと、毎回、機嫌を悪くする。そんな調子であったなら、その10代の子どもがうつ病であるかどうか、どうすれば見抜けるのでしょう？　あなたの友人や家族が思い描くような普通の10代が取る態度と、ほとんど違わないというのに。ひと晩中、電話で話しているけど、十分な睡眠は取れているのだろうか？　単に、急激に成長している途中なのだろうか？　あるいは、統合失調症やうつ病の初期症状なのだろうか？

世界保健機関（ＷＨＯ）の情報をもとにした、症状のチェックリストを見てみましょう。あなたの心配事を整理するのに役立つかもしれません。

□ 体重や食欲の変化

思春期における食事パターンを評価するのは困難です。とりわけ10代の女子の多くがつねにダイエットに励み、そして若い女性だけでなく男性の間でもますます摂食障害が蔓延している中においてはなおさらです。規則正しい食事をしなくなったり、ひと月に体重が５％以上変化したりするようなことがあれば要注意です（注：摂食障害の場合は、当人は体重が減ったことを隠そうとします）。

□ 「学校が退屈だ、嫌いだ」といつも口にしている

試験での失敗、不登校などによって、学校での成績に大きな変化があった場合には注意が必要です。いじめの結果として起こっている可能性もありますが、いずれにせよ、話し合うのが大切です。

□ **悲しい気持ちになる**

このような感情がほとんど毎日、一日中続きますか？　イライラや涙もろい状態が続いているとすれば、それもひとつの兆候です。

□ **罪悪感や絶望感を抱き、自分が無価値だと感じる**

うつ病の若者は、世界の状況に対して過剰な関心を持っている可能性があります。今の若い世代が環境破壊を強く意識していることを考えると、なおさらです。世界の破滅、核戦争、気候変動に関する心配で頭がいっぱいなのかもしれません。

□ **死や自殺について考える**

死についてたびたび語り、憂うつな曲ばかりを聴き、自ら命を絶ったカルト的人気を誇る人物を崇拝する。自殺未遂をしたり、自殺するための具体的な計画を持っていたりする。**これらは最大の危険信号です。**

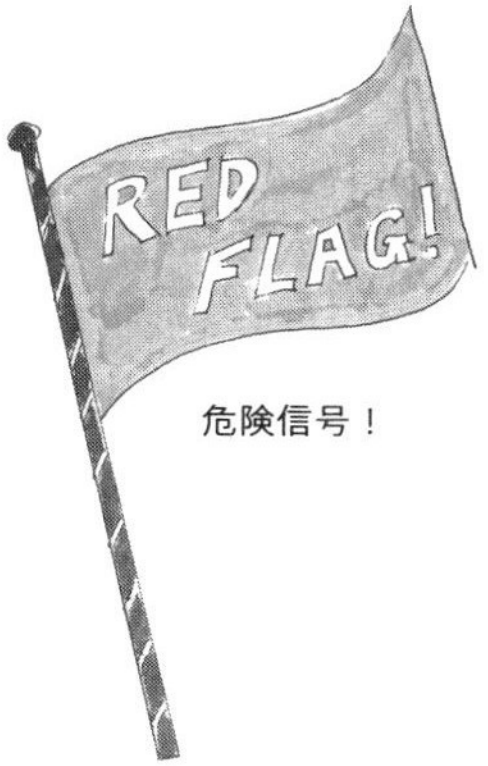

危険信号！

□ **睡眠パターンの変化**

眠れないから、ひと晩中スマホの画面を見ているのかもしれません。あるいは社会に向き合うことができないから、一日中ベッドの中にいるのかもしれません。

□ **集中力・記憶力・決断力がない**

私たちの意識は、認知スペースの中の、非常に限られた部分を占めています。したがって、心配事やネガティブな思考で頭がいっぱいになると、記憶や決断に関わる機能がすぐに低下します。また、集中力が持続する時間が短くなり、学習能力が落ちることで、学校の成績にも影響が現れます（注：学習障害や注意欠陥障害の可能性も考慮してください）。

□ **疲労、または気力の著しい低下**

思春期は、身体的に大きく成長する時期です。つまり、エネルギーを多く必要とするので、若者はよく眠る傾向があります。このような場合、仲間との交流や好きなことをするための気力が不足しているかどうかが重要な指標となります。

□ **性的なことへの興味の喪失**

あなたの10代の子どもが性的にアクティブかどうかは別としても、恋愛への関心がまったくなくなった場合は、それも注意すべきサインです。

□ **かつて楽しんでいたことへの興味や喜びの喪失**

特に、社会的に孤立していく様子が見られるようになったら、この点にも注意が必要です。思春期の子どもは、あなたからすれば迷惑に思えるようなこともたくさん楽しみます。そして、たいていそういった活動は、友人と楽しむためにとっておく場合が多いでしょう。したがって、仲間たちから遠ざかるというのは、うつ病であることの大きなサインです。

このチェックリストにある情報が、「10代によく見られる行動」と「うつ病の可能性」を区別する手助けになれば幸いです。もし、あなたの子どもに4つ以上の症状が見られる場合は、専門家に相談するのをお勧めします。

専門家による治療の種類

心理教育

これは、心理的な問題に焦点を当てた教育の一種です。ここでは、うつ病という病気と、その治療法が対象になります。この教育課程には、うつ病の患者だけでなく、可能であれば家族全員が参加する必要があります。

家族の誰もが、うつ病患者との生活で影響を受けます。病気への理解を深めるための話し合いは、家族内の緊張を和らげることにつながります。

病気の症状や、再発の初期症状について詳しく知ることで、10代の子どもとその家族の両方が適切な治療を求め、再発を防ぐことができるようになります。

薬物療法（投薬）

若者は、薬を服用すべきかどうか迷うことが少なくありません。しかし、気分がうつ状態にあり、単に「そういう年頃」という言葉では済まされない場合、投薬は治療において重要な役割を果たします。

薬が処方されたら、薬の選び方についての明確な情報と、その効果やメリットに関する最新の研究結果を教えてもらいましょう。投薬の目的について家族が理解していれば、患者が処方されたとおりに服用しているか確かめることができます。

患者のきょうだいを味方につけるのも大切です。きょうだいの協力のもと、患者が薬の服用をやめて、治療を妨げることがないようにするためです。きょうだいは、何が起きているのかと心配し、自分の家族が「薬物」を摂取していることに不安を感じる可能性があります。そして、素朴な気持ちから、医師の指示に従わないよう促すかもしれないのです。

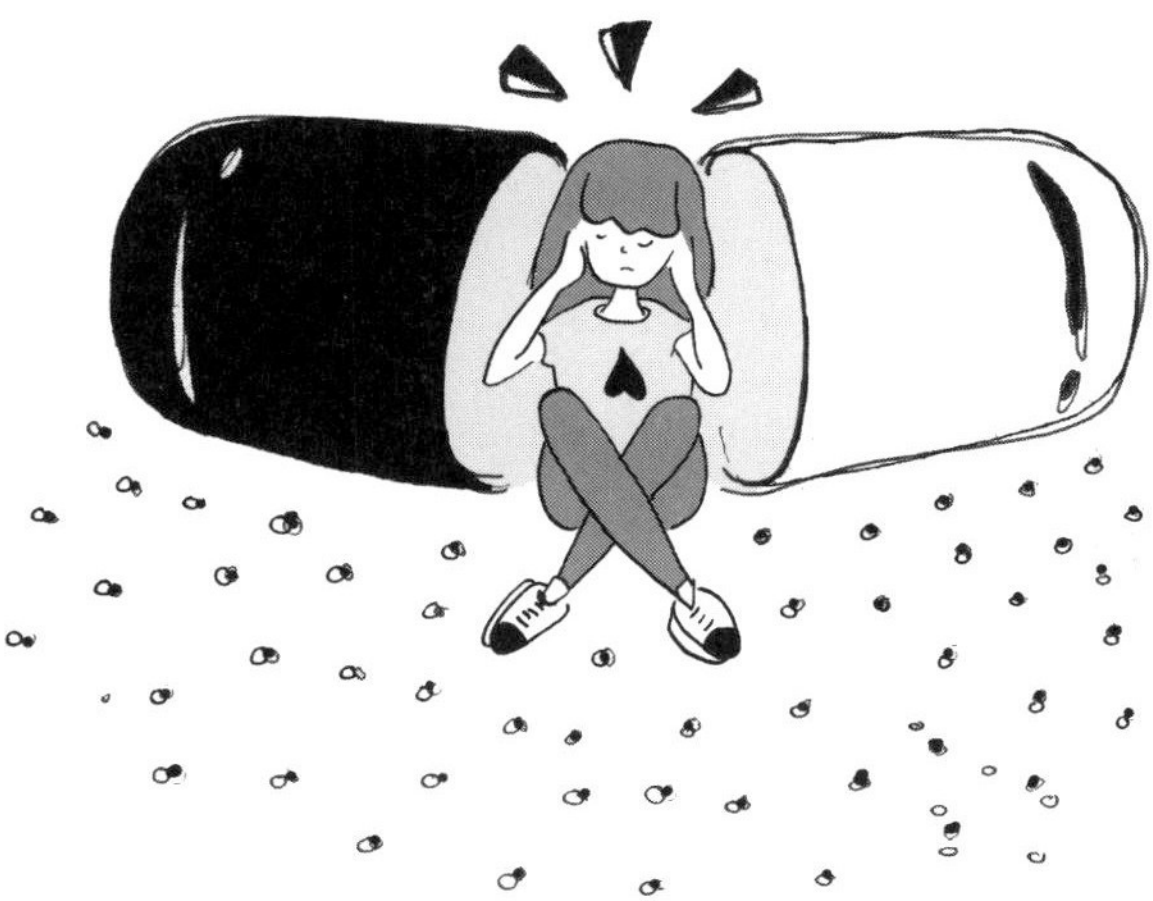

心理療法

個人療法と家族療法の両方が、重要な役割を果たします。個人の話し合い療法（施術者と患者との話し合いを重視する治療法）は、投薬と組み合わせて行うことが重要です。家族療法は、うつ病によって生じる緊張や不安について家族が話し合い、解決しようとする場を与えてくれます。

入院

入院は、非常にまれな措置です。たいていは、精神病患者、強い自殺願望がある人、あるいは自傷行為や自殺未遂を繰り返しているような人に限られます。主に、自宅では管理し切れない患者が対象となります。

自分の子どもを入院させるというのは、とても大きな決断です。精神科医と十分に話し合ってください。可能なかぎり、若者は大人と一緒ではなく、思春期の患者専用の病棟に入院させたほうが良いでしょう。

その他にあなたができること

そばにいて、話を聞く

悲しみを感じている人は誰でも、身近な人に自分の気持ちを認めてもらう必要があります。「くよくよしなければいい」という考え方や、ただ単に問題を無視するという方法がうまく機能するなら、うつ病の治療法を開発する必要はありません。

心を開いてくれるよう促す

大切な人に心を開いてもらうためには、いろいろな工夫が必要かもしれません。それでも、相手の気持ちを知るのは重要です。当人が自殺をほのめかしている場合は、とりわけそうだといえます。率直なコミュニケーションが成り立っていないと、日記をのぞき見したり、電話での会話の内容を詮索したりしなければならなくなってしまいます。批判的になることなく、直接話せる関係を築いた方が良いでしょう。

心地良く過ごせるようサポートする

子どもがかつて楽しんでいたこと、心地良く思っていたことは何か、思い出してみてください。お風呂にゆっくり浸かる、泳ぎに行く、アイスクリームを食べる、などの行為が挙げられるかもしれません。何はともあれ、こういった行動によって、気晴らしができるでしょう。

話をするように促す

「親以外となら誰とでも話す」という10代も珍しくありません。そんな態度に口出ししたくなる気持ちも起こるでしょうが、それをぐっとこらえ、どんどん他人と会話するように促してください。

ただし、気をつけてほしいポイントがあります。話し相手が友人や家族の一員であるなら、彼らに対し、次のように強くお願いしましょう。「もし、当人が自傷や自殺を考えていると話していたら、すぐに私に知らせてほしい」と。

安全を確保する

今、とりわけ大事なのはお子さんの身の安全です。薬を置いている棚から、過剰摂取につながりかねない錠剤や医薬品を取り除きましょう。

包丁やハサミなど、鋭利なものは鍵付きの場所で保管します。極端な場合は、漂白剤や消毒薬といったアルコール溶剤や洗浄剤も厳重にしまい込みます。これら最後の提案は非常手段ですが、時には実行する必要が出てきます。

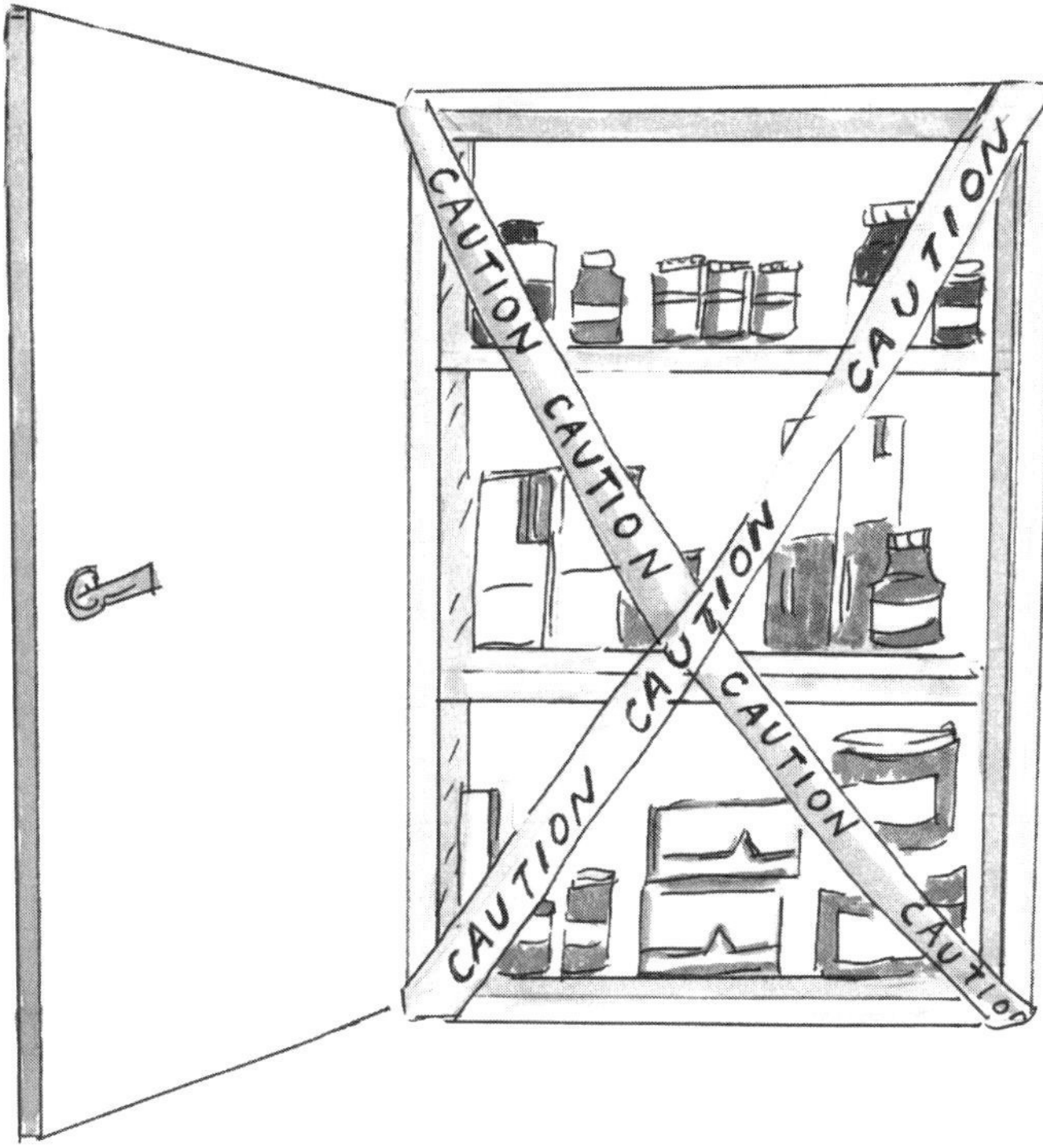
CAUTION
CAUTION
CAUTION
CAUTION
CAUTION
CAUTION
CAUTION
CAUTION

意思決定の手助けをする

うつ状態や不安症状が原因で、簡単な意思決定にも苦労している可能性があります。日々の生活を整える手助けをしてあげましょう。自ら助けを求められる状態にないかもしれないので、親の方から率先して行ってください。

必要ならば、少し押しつけがましくなる

自分と友人との関係を親に干渉されて、喜ぶ10代はいないでしょう。しかしながら、今は「非常事態」です。もし子どもが友人たちから遠ざかっていると気づいたら、彼らに連絡を取るよう勧めるのもいいですね。

怖がらずに質問する

自殺願望について子どもに質問するのは、怖いと感じるはず。しかし、知っておいた方が良いでしょう。

他の家族も忘れずに

今、あなたは、うつ病のお子さんのことを第一に考えています。すると、そのきょうだいは取り残されていると感じたり、少しイライラしたりしているかもしれません。きょうだいの気持ちも理解し、現状について知らせてあげるのも大切です。

自分も関わる

10代の子どものプライバシーを尊重したいという気持ちは、あなたにも当然あるでしょう。それでもメンタルヘルスの専門家との面談に自分も参加できるよう、希望を伝えることはできます。合同セッションと個人セッションの両方、そして必要ならば家族療法を受けられるように主張しましょう。

自分自身のケアも忘れずに

自分の時間もしっかりと確保しましょう。世話をする人にはストレスがかかりがちです。

次のようなことはしないでください

・自分を責める

・罪悪感を抱く
・夜、寝ようとするときにこう考える。「私はどこで間違えたんだろう?」
こんなことをしても、何の助けにもなりません!

4 ジェンダー・セクシュアリティとうつ

もし、あなたの家族や親しい友人がレインボー・コミュニティ出身であるとしたら。しかも当人たちが落ち込んでおり、それを自分が心配しているなら。この章の一部は、まさにあなたのためにあると言ってもいいでしょう。あるいは、もしあなた自身が、これから書かれる内容に個人的に共感する場合も、ぜひ読み進めてみてください。

私がこの章につけようと思っていたもともとのタイトル。それは、「人と違うことを望む者などいるだろうか?」。このフレーズは、何年も前に私が聞いたものです。1980年代のエイズ流行期、サンフランシスコのある聖職者がコメントを発表しました。エイズで死にゆくゲイの男性たちに、告別の儀式を行うのをカトリック教会が拒否していることについて語ったものです。

彼は言いました。「人と違うことを望む者などいるだろうか?」と。この言葉は私の心に残りました。「差別、偏見、不公平、軽蔑に満ちた人生を望む者などいるのだろうか？　いるはずがない」。そんな考えが浮かんだのです。「したがって、もし性的な好みに選択の余地がないのならば、それは身体や脳や臓器に原因があるか、あるいは遺伝的なものに違いない」。そのように考えました。長い間、私はそのような考え方を持ち続けます。しかし、その意見が、「育ち」から「気質」への大きな飛躍を伴っていることには気づいていなかったのです。

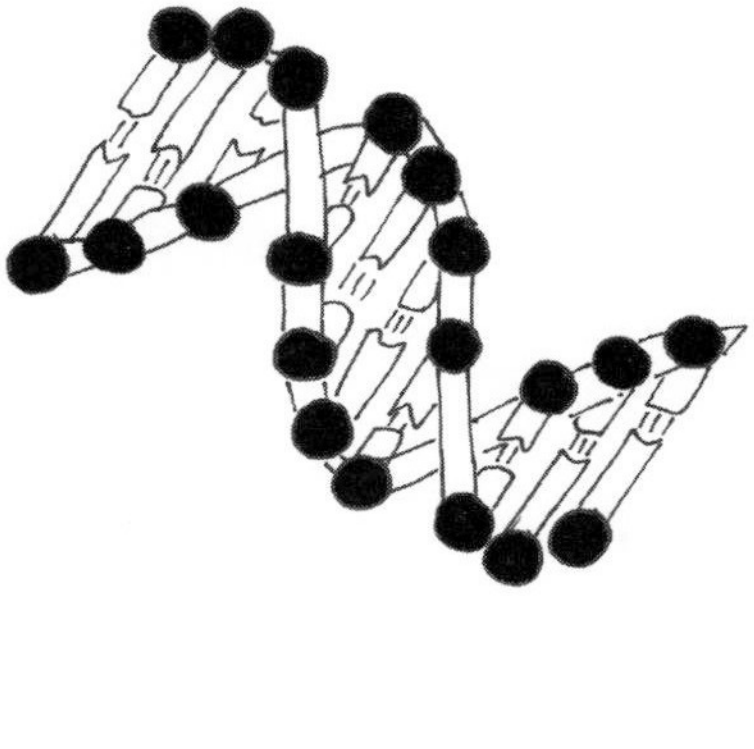

実際のところ、それはどちらか一方というわけではありません。つまり、遺伝（気質）がすべてでもなければ、環境（育ち）がすべてというわけでもないのです。それは後成遺伝学と呼ばれる分野であり、両方の要素が一体となって相互に作用しているのです。それゆえ、結果はまるで虹色、つまりスペクトル（光学の用語。波長の長さにより、もっとも短い紫から順に7色に分類される）に見られる多様性のようなものになります。

生物学と性的指向の関係は、多くの研究で分析対象とされています。科学者たちは、性的指向を決定づけるものが何なのか、正確には突き止められていません。しかし、遺伝、ホルモン、環境による影響が複雑に作用し合うことによって引き起こされるのだという説を述べています。

性スペクトラム

性スペクトラムという考え方があります。

私たちの性的アイデンティティーや指向は、現状ではふたつの両極にある点で判断されることが多いけれど、実際は複雑で簡単に分類することはできない。そのような捉え方です。

セクシュアリティの場合、長い間、それは正しいか間違っているか、善か悪か、正常か異常か、さらには合法か違法かという問題として考えられてきました。

WebMDに載っているスペクトラムについての説明を、私はとても気に入っています。

同性愛か異性愛か、あるいは同性愛、異性愛、両性愛のいずれかという選択肢を与えるのではない。スペクトラムという概念は、その代わりに、多くの可能性とともにセクシュアリティについて語る方法を提示する。

また、性スペクトラムという概念においては、性的アイデンティティーや性表現がより流動的である。大規模に行われた研究の数々から、次のことが明らかになった。人びとの性的指向は固定されておらず、幅を持ったものであることが多い、と。

このような研究や議論は、多様性を受け入れる必要性を強調するものだと私は考えます。これらはまた、「私たちは皆、スペクトラムの中で共存しているのだ。これが人間の本質なのだ」と気づかせるものでもあります。

しかし、何百万人ものＬＧＢＴＱＩ＋（さまざまなセクシュアリティを持つ人びとを指す。レズビアン、ゲイ、バイセクシャル、トランスジェンダー、クィア、インターセックスなど）の仲間たちにとって、人生はそれほど楽なものでない場合が多いのです。なぜでしょうか？　それは、私たちは人類として、世界を白か黒かで分けられるときだけ心地良さを感じるという、判断の仕方を学んできたからです。つまり、スペクトラムの両極だけを見ているのです。

母なる自然は、そのような枠組みで動いているわけではありません。自然が持つ、もっとも有名で敬愛されているスペクトラムは、愛すべき虹でしょう。レインボー・フラッグ（虹色の旗）がLGBTQI＋のコミュニティと運動の象徴となったのは、当然だともいえます。

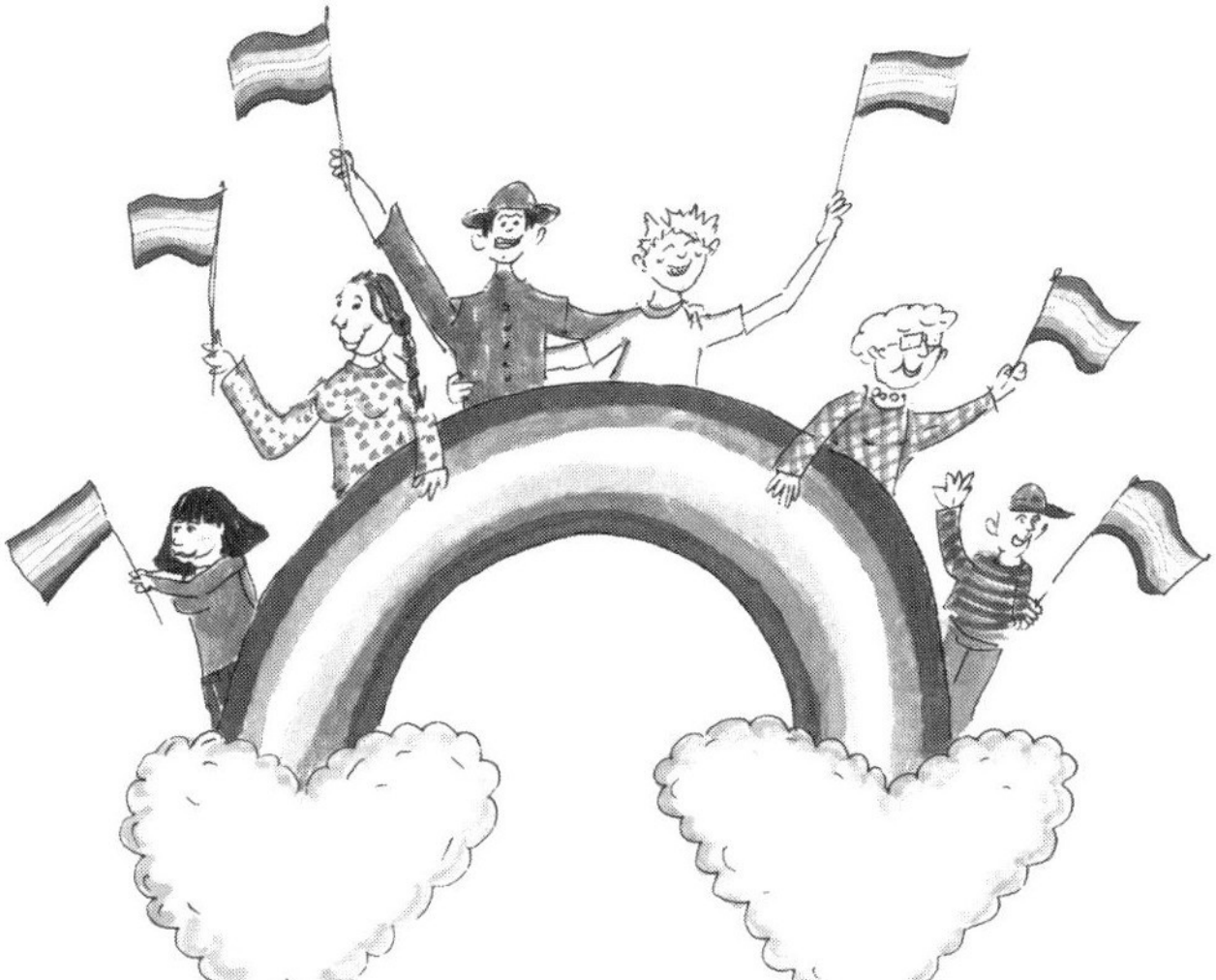

なぜレインボー・コミュニティでは自殺率が高いのか？

性的少数者の自殺率は、そうでない人びとの5倍だといわれています。ではなぜ、レインボー・コミュニティにおける自殺率は高いのでしょうか。

こういった疑問に答えるための、いくつかの手がかりを紹介します。

・異質であることへの迫害
・（家族、学校、地域社会、さらには医師やカウンセラーから向けられる）同性愛嫌悪
・「標準」に当てはまらないことによる拒絶
・「自分はこうあるべきだ」という生き方をできないことへの、（自分自身の、あるいは他人から向けられる）怒り
・攻撃される・殺されることへの恐怖
・恥の意識
・無力感、やるせなさ

これらのすべてが絡み合い、冷たく、暗く、敵対的な雰囲気を、「主流とされている世界」に作り出します。歓迎する空気に満ちた虹の色とはかけ離れています。

同性愛嫌悪が広まった結果、あらゆる年齢の性的少数者が、孤立感や孤独感、そしてまるで自分が透明人間であるような気持ちを抱いています。もちろん、こういった感情は、うつ病、絶望感、自殺願望につながりかねません。

レインボー・コミュニティにおける若者の自殺

ＬＧＢＴＱＩ＋当事者の若者は、ゲイだから自殺するのではありません。性的アイデンティティーに関する人間関係の葛藤と並んで、いじめ、差別、同性愛嫌悪、うつ病、不安、薬物乱用、暴力、ジェンダーに関する旧来の規範に矛盾しているという感情、（しばしば、これらすべての結果としての）自尊心の低さ、社会や家族からの拒絶。多

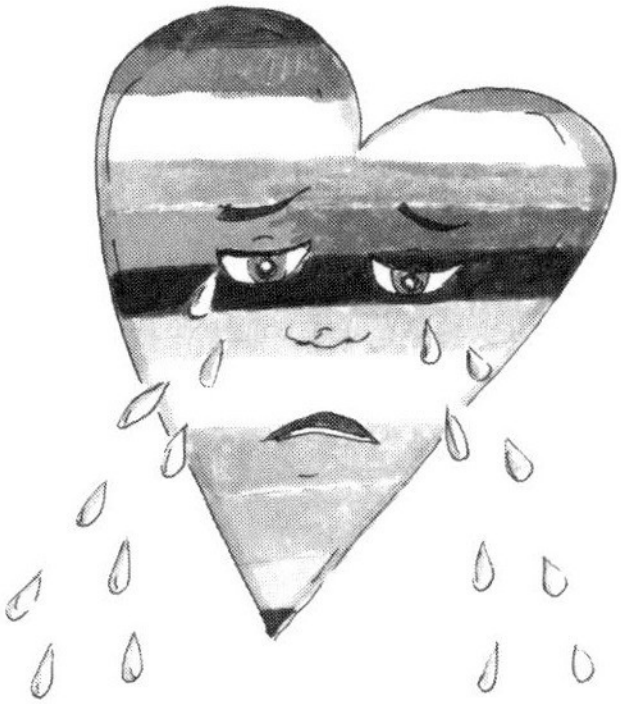

くの場合、これらが原因となり、自殺を考えるのです。

自殺のリスクがもっとも高まるのは、家族や友人に初めて「カミングアウト」（性的少数者であると告白する行為）するときです。支援が得られなかったり、大切な人や社会から拒絶されたりすることへの恐れがリスク要因となるのです。

また、うつ病、不安、薬物乱用だけでなく、精神病を患った経験も、弱さを抱える要因となります。

宗教の教会からのサポートや、そこでの共同体意識とともに育った人びとには、その教義が非常に有害なものとなり得る場合もあります。教義が性的指向の多様性を非難しているケースもあるからです。これらの教義はまた、自殺そのものを責めていることも少なくありません。結果として、性的少数者にとって受け入れ難く逃れようのない状況が生まれてしまうのです。

あなたの子どもがＬＧＢＴＱＩ＋当事者だった場合……

支えてあげましょう

何より大切なのは、当人の経験や感情に耳を傾け、それを認めることです。あなたの対応により、今後の成り行きが左右されることもあります。

当事者を包み込んでくれるような家庭環境が、とりわけ重要になりました。新型コロナウイルス感染症が流行し、家で過ごす時間が長くなったこと。そして、若者が実家に住み続けるケースが一般的になったことなどが原因です。実際に、ＬＧＢＴＱＩ＋当事者の若者に、少なくともひとりの理解者がいれば、自殺をするリスクはかなり減少するという調査結果が出ています。

親にとって重要なこと。それは、ＬＧＢＴＱＩ＋当事者の若者の未来は、その他のどんな若者とも変わりなく、輝きに満ちた健康なものになり得るというのを理解することです。あなたが協力的であり、当人がありのままの自分でいられるようにサポートできればそれは可能なのです。

――トレバー・プロジェクト上級科学研究員
マイエシア・プライス(she/they)(www.thetrevorproject.org)

当人に対して、次の点をしっかりと伝えましょう。

「あなたを無条件に愛しているし、その愛は他のきょうだいに対するものに劣らないよ」

柔軟に対応する

時間が経つにつれ変化するとしても、その時々の当人のあり方を理解し支援しましょう。若者は非常に流動的で、過渡期にいる場合が多いです。どのようなアイデンティティーを持っていても、あなたのサポートは何より大事です。

共感とともに話を聞く

サポートに必要なのは、大量の知識ではありません。共感を持って話を聞く姿勢です。

自分の発言と言い方に注意する

LGBTQI+に関する話題について話すときは、言葉に注意を払いましょう。実践し、子どもから指摘してもらう中で改善されていきます。特に批判的な言い方をしないように気をつける必要があります。「あなたはまだ若いから、自分が言っていることがわかっていないんだね」「そのうち気が変わるよ」「反抗的になって、私たちを苦しめているんだろう！」などと言ってはいけません。

専門用語、呼称、代名詞（彼／彼女など）に関して、当人たちの意思を尊重すると自殺のリスクが減ると明らかにされています。トランスジェンダーやノンバイナリー（性自認・性表現を男女どちらにも定義しない）の若者の場合は、特にその傾向があります。

ありのままでいさせる

当人が自分らしくいられるようにしましょう。たとえば服装や態度、余暇や気晴らしに何をするかといった選択を自由にさせます。

自分を大切にする

自分自身の感情を認めましょう。自分の子どもがカミングアウトすると、物事の焦点はその子どもの気持ちに当てられます。しかし、あなた自身にも感情があるのです。その中には、あなたがまったく快く思っていないものもあるでしょう。自分が想像していた子どもの未来に対する喪失感を覚える。あるいは、孫を持てないだろうという事実に落胆する。そんな気持ちを抱くかもしれません。加えて、学校や職場などといったあらゆる場所で差別を受ける可能性があると考え、子どもが幸福になれるか心配するという感情が湧く可能性があります。

あなたの友人やコミュニティが偏見や無知を抱えている場合には、家庭が孤立し始めるかもしれません。

自分の気持ちを表現する方法を見つけましょう。日記を書いたり、支援団体を探したりするのもいいかもしれませんね。

重要ポイント：自分の子ども

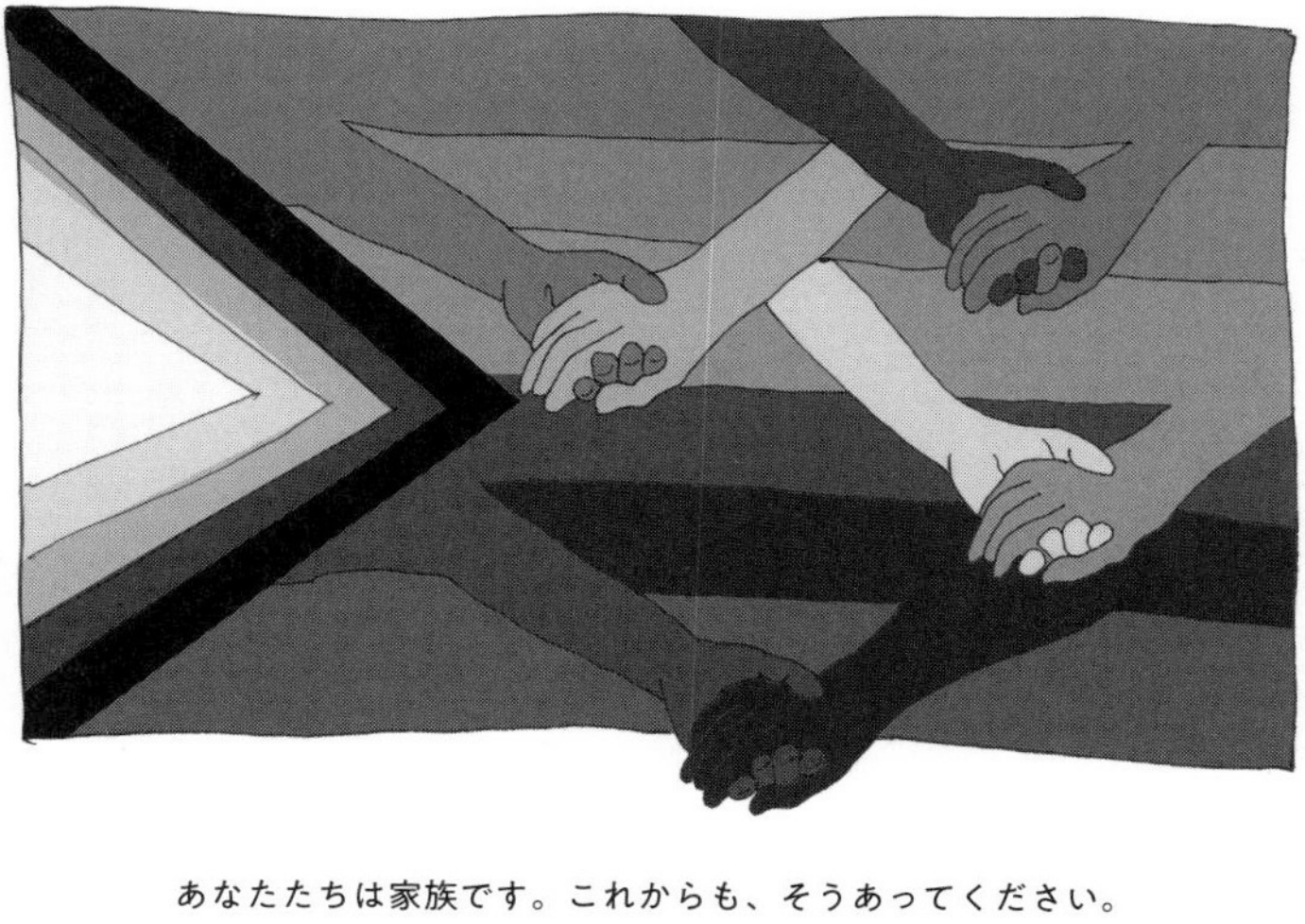

あなたたちは家族です。これからも、そうあってください。

から離れたところで気持ちを整理するようにしてください。そうすれば、当人があなたの悲しみに責任を感じ、「自分が何か悪いことをしているに違いない」と思ってしまうのを避けられます。

もし、あなた自身がLGBTQI+当事者だと認識したら……

支援を求めるのは、最初は勇気がいるかもしれません。しかし、何も恥ずかしいことはないのです。支援施設などに初めての予約をする際、自分の代わりに友人や家族に電話をしてもらうのもまた、何ら恥ずかしいことではありません。

予約する相手の選択は注意深く行いましょう。LGBTQI+に理解のあるセラピストがいない場合は、そこで行われるセラピーも押しつけがましくなったり、効果の出ないものとなったりするリスクがあります。

最初に連絡を取る際には、特にLGBTQI+コミュニティとの関わりにたけているセラピストを希望していると、率直に伝えましょう。相手がどのような経験を持っているか、尻込みせずに尋ねてください。一緒に取り組む価値のあるセラピストであれば、質問を歓迎してくれるでしょう。なぜなら治療を効果的にするためには、正直で気兼ねのないコミュニケーションが必要であるのを理解しているからです。

このつながりを確実なものとするために頼れるのは、仲間からの口コミによる推薦です。支援団体も良いセラピストをお薦めしてくれるでしょう。このようなお薦め情報などには、以前よりもはるかにアクセスしやすくなっています。

すべてのセラピーにいえることですが、誰と、どのようなセラピーに取り組むかを選ぶ際には、次のような点を考慮してください。

・自分の目標や、セラピストに求めることを明確にする。あなたが求めているものは次のうちどれに当たるでしょう。

＊支えてくれる相談相手

＊自分のアイデンティティーや性的指向との葛藤から生じた可能性のある、うつ症状や不安などのメンタルヘルスの状態の診断

＊（あなたがトランスジェンダーである場合）性の移行に関する専門的な指導

・あなたは、自分の性的アイデンティティーや指向について、個人的には解決でき

たと考えているかもしれません。しかし、拒絶されることへの恐怖や、拒絶そのものが、まだあなたを苦しめている可能性があります。良いセラピストは、このような困難な状況を乗り切り、不安を解消する手助けをしてくれます。

・選んだセラピストと信頼関係を築くために努力すると、自分自身に約束しましょう。覚えておいてください。今まででこれはゲームではありません。一番賢い、または理解が複雑な患者になって、対応するのが信じられないほど面白い相手だと思わせる……。そんなことは考えなくていいのです。

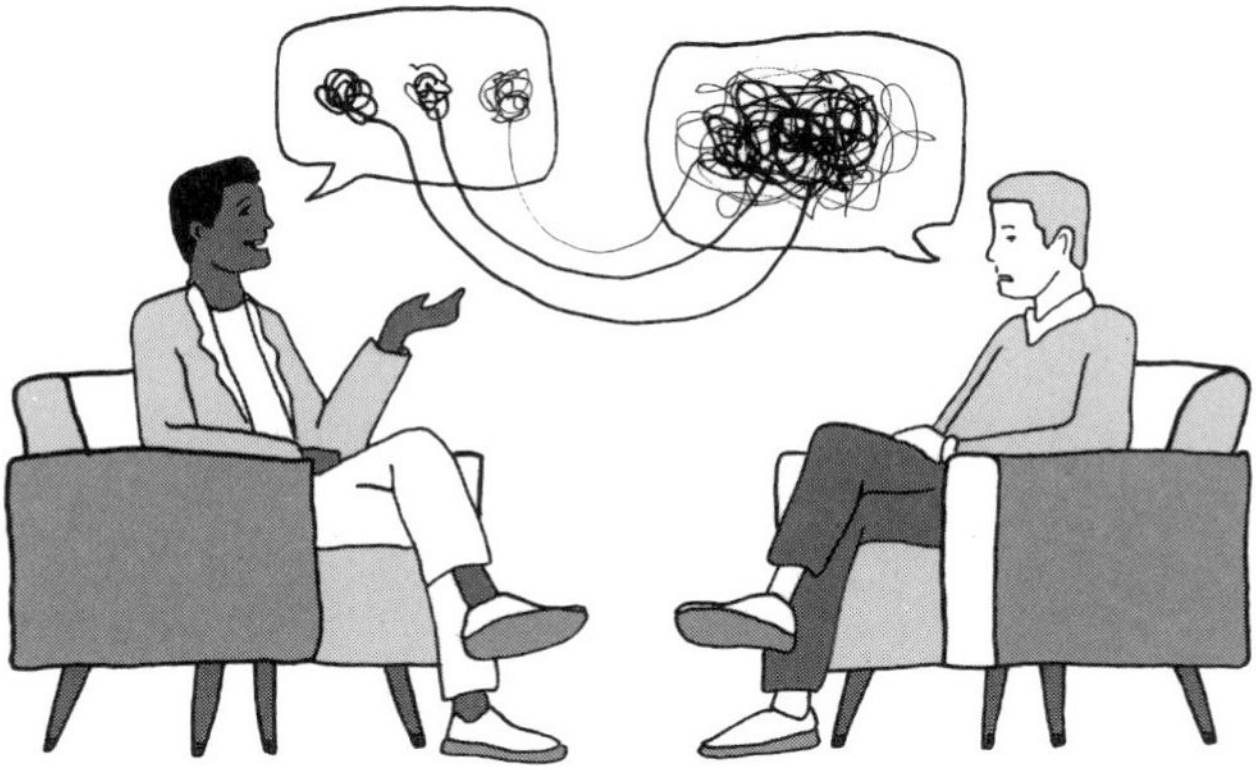

良いセラピストは、あなたが抱えている問題を解きほぐす手助けをしてくれます。
あなたがセラピーから何を得たいのか、
相手が理解していることを確認してください。

・自分が、うつ病、不安症状、自殺のリスクが高い集団に属しているのを忘れないでください。真剣にセラピーに取り組みましょう。

虹のもとで老いる

次の章では、高齢者のうつ病について述べています。しかし、ＬＧＢＴＱＩ＋コミュニティに属する高齢者たちは、しばしば独特の恐怖や問題に直面します。たとえば、次のようなものです。

・人生の終盤で介護が必要になったとき、ＬＧＢＴＱＩ＋に配慮した老人ホームはあるのだろうか。
・ＬＧＢＴＱＩ＋に配慮した他のサポートには、どんなものがあるのだろう。

この年齢層の人びとは、昨今の若い人たちとはまったく異なるカミングアウトの経験をしてきました。カミングアウトする前に、異性と結婚をして家庭を築いている場合もあります。なぜなら、当時はそうするのが当たり前だったからです。

「自分の夫が、人生のかなり後半になってから同性愛を公表した」。そんな経験を持つ多くの女性たちと、私は関わってきました。そのようなケースでは、家族はたいてい分裂し怒りを覚えます。妻は裏切られたと感じ、しばしば次のように話すのです。

「私が40代か50代のとき、彼にカミングアウトする度胸があったならば……。少なくとも、私には新しい人生を始めるチャンスがあったはずなのに！」

しかしながら、当時において、それは「言うは易く行うは難し」でした。カミングアウトしないと選択した人は、後悔

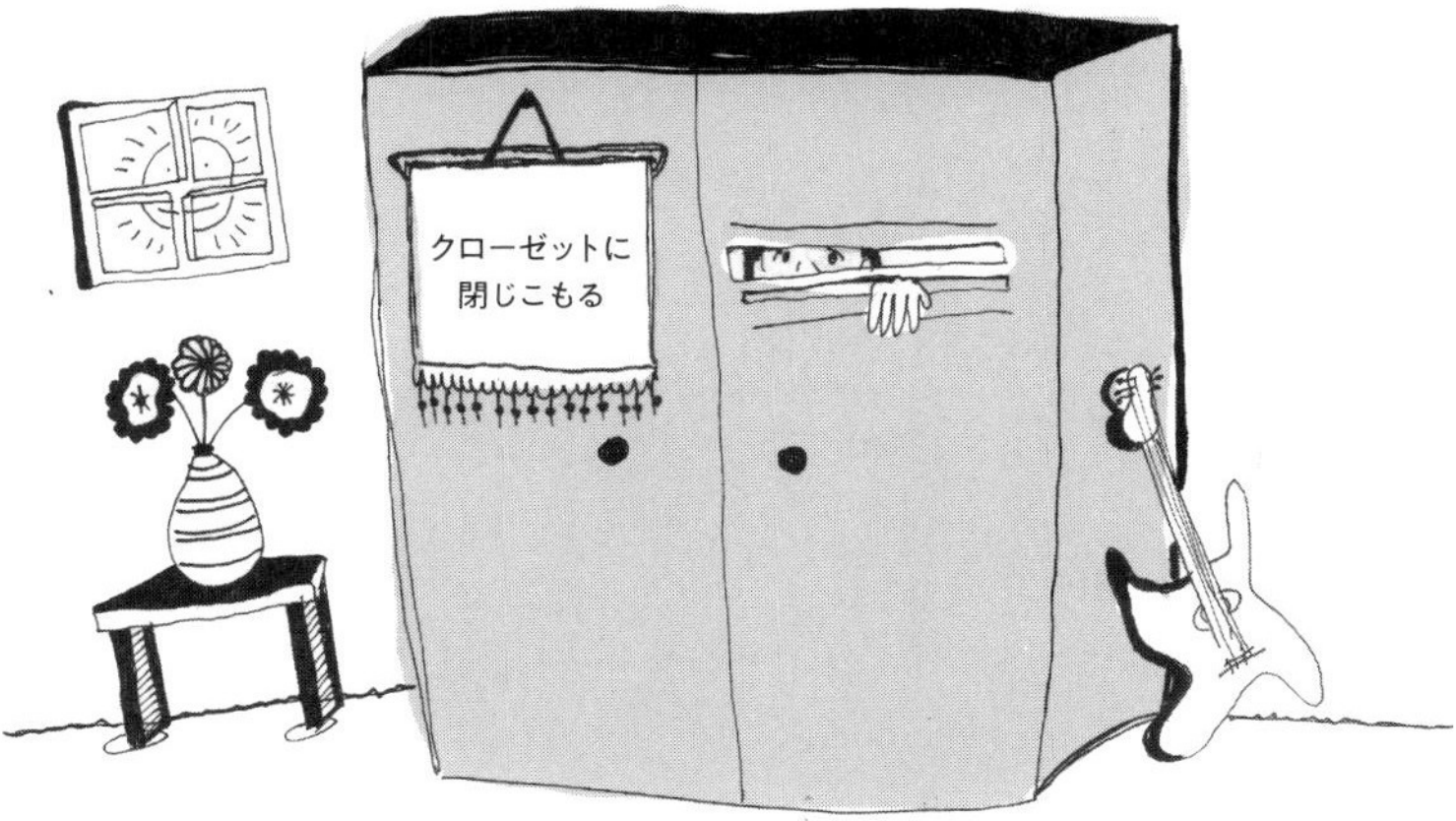

と深い孤独の中で一生を過ごし、苦境に陥り続けることになります。

LGBTQI+の「T」

「トランスジェンダーは性的指向とは関係がない。そうではなく、性自認と関係がある」。トランスジェンダーである私の大切な友人がそう教えてくれました。

性自認、つまり男性である、女性である、あるいはそれ以外の何かであるという内部感覚が、出生時に割り当てられた身体的性別と一致しない人びとを指す一般的な用語。それがトランスジェンダーなのです。

この章をまとめる前に、私がトランスジェンダーの友人（生まれ持った身体的性別は男性）とともに時間を過ごし、彼女の個人的な体験から学んだことを記します。

彼女は3歳の頃から、自分が他人と比べて変わっていると実感していたそうです。布を触って遊びたがり、兄弟が楽しんでいるスポーツには参加したがりませんでした。

彼女の態度や身ぶりは、「女々しさ」を感じさせる傾向がありました。幼少時代にはつねにいじめや嫌がらせに苦しめられます。バスの中で他の人たちから絶え間なく悪口を言われるくらいなら、歩いて学校に通った方がマシだと思うほどでした。

こういった差別、いじめ、人に受け入れられないという状態の結果、彼女は不安にさいなまれ、うつ病を繰り返しながら成長しました。つねに羞恥心を抱えて生きてきたのです。

彼女はとても強い意志を持った人間でした。どんな職業に就いていたとしても、できるかぎりベストを尽くそうと闘ったのです。ドラァグクイーン、麻薬中毒者、セックスワーカー。それらが、当時におけるトランスジェンダーのステレオタイプでした。しかし彼女は、他の領域で成功している人物たちに目を向け、ロールモデルを探します。

「トランスジェンダーとして生きてきた経験を要約してください」とお願いしたところ、彼女はシンプルにこう答えました。

「自分の脳が、間違った身体の中にあるようでした」

長年にわたって、私はトランスジェンダーの方々と関わってきました。うつ病や不安、自殺願望などといった当人の精神状態が、ホルモン療法を導入すると、ほとんど即座に変化するという事実にはいつも本当に驚かされます。まるで奇跡の治療法のように、生化学的変化が起こるのです。

ジェンダーやセクシュアリティの領域において私が言うべきことは以上です。ただし、うつ病には境界がないという点を除いて。この病気は、ジェンダー、人種、年齢、性的指向にとらわれないのです。

もしあなたがLGBTQI+コミュニティの誰かと親しいのであれば、その人に親切にし、違いを受け入れるようにしましょう。あなたの人生経験は、より豊かで生き生きとした楽しいものになるでしょう。

5 高齢者のうつ

老後はお人好しではいられない。

――俳優ベティ・デイヴィス

人生のさまざまなステージを通過する中で、私たちがどのように人生を捉えているのかを考えるのは興味深いことです。ベビーブーム世代の後期に生まれた私（1955年生まれ）は今、人生の「晩年」を過ごしています。人生という劇場で舞台稽古はもうありません。ベッドを用意したら、あとはそこに横たわるしかないのです。しかし、別の選択肢を考えれば、老後もそんなに悪くありません。よく言われる格言の中で、私のお気に入りは次のものです。

すべての老人の心の中には、こう思っている若者がいる。

「いったい何が起こったんだ！」。

この章を書いているときに気づいたもうひとつの興味深い事実。それは、統計上、私自身が「高齢者」に分類されるということです。明らかに認識不足でした。

老後が、現在進行形の不幸な状態と見なされ得るのは、容易に想像できます。社交の場といえば、葬式での友人や親戚との再会、そして「古き良き時代」の話題となりがちです。しかし、そういった時代が本当に良かったのかどうか、はっきりしたことはわかりません。

「晩年」にとても充実した人生を送っている人でも、心の中では、ひとりで老いていい

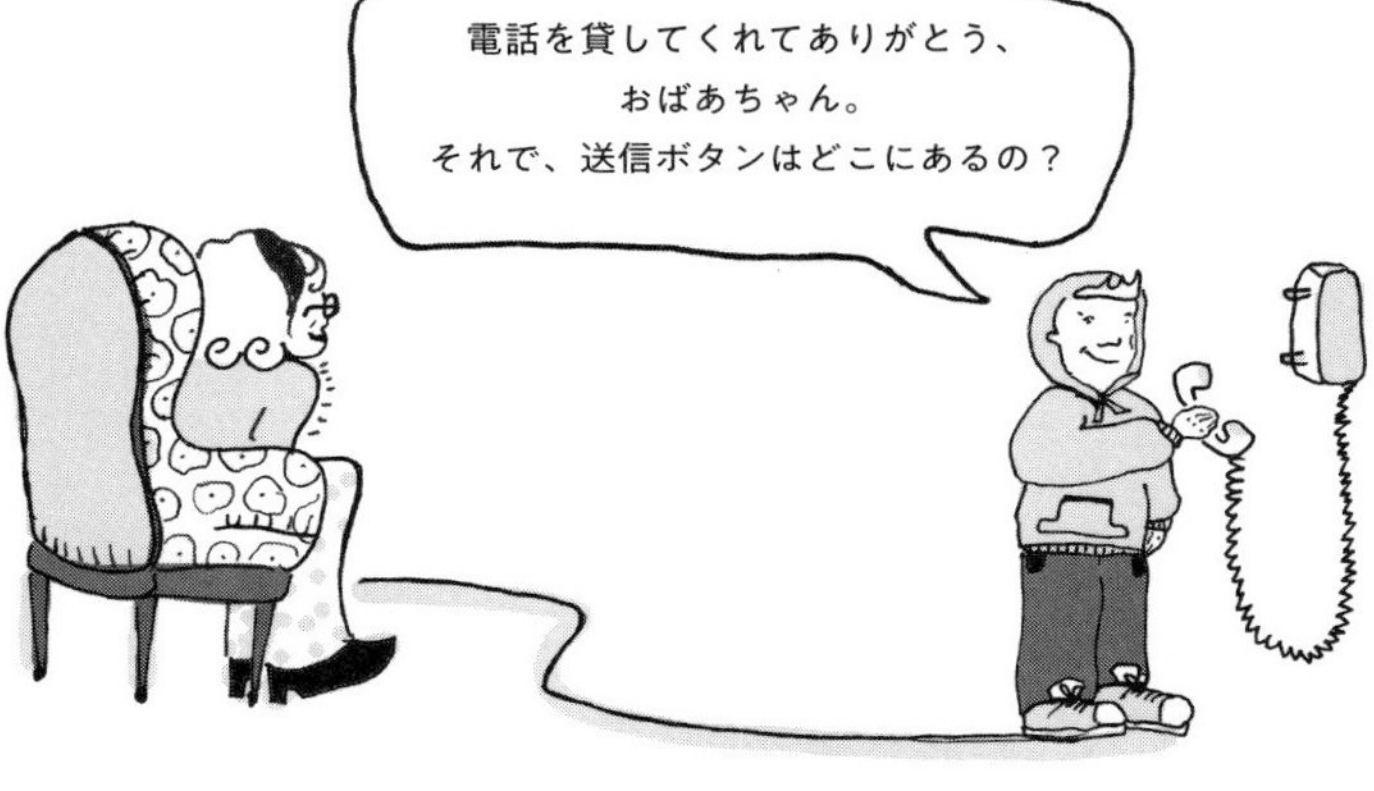
電話を貸してくれてありがとう、
おばあちゃん。
それで、送信ボタンはどこにあるの？

く現実に対して恐怖を抱いているでしょう。たとえば、次のような不安が挙げられます。死はどのようにやって来るのだろう？　眠っている間に穏やかな死を迎えるのだろうか、あるいは長期間続く過酷な状態の末に死に至るのだろうか？　それとも、死ぬより先に気が変になるのだろうか？　もし仕事をやめたら、自分が役立たずで不必要な人間だと感じ、不安に思うだろうか？

不確かな未知の領域の話です。このような、年齢を背景とした恐怖は、高齢者のうつ病の大きな要因になることが非常に多いのです。

メンタルヘルスと老化

高齢者による貢献を評価しない社会は、彼らのメンタルヘルスを悪化させるリスクを伴っています。高齢者が自殺することはたしかにあり、その可能性を見過ごしてはいけません。

高齢者における、診断が未確定のうつ病について言及しているのが、次の引用です。

「無言の自殺（Silent suicide）」。それは、しばしば仮面をかぶり、自らを飢えさせたり、必要な医療に関する指示に従わなかったりすることによって、非暴力的な手段で自殺しようとする意思を指している。「無言の自殺」は、認識されないままであるケースが少なくない。なぜなら、うつ病と診断されなかったり、医療サービス提供者や家族の個人的な信念が介入したりするためだ。

「無言の自殺」へと至る高齢者は、理性的に終末期の意思決定をしていると考えられる場合が多い。しかし、それを行う高齢者は、死ぬという行為を長引かせないために追加治療を拒否する末期患者とは区別されなければならない。

——サイモン・リー博士「アメリカ精神医学・法律学会誌（*Journal of the American Academy of Psychiatry and the Law*）」（未邦訳）１９８９年

もちろん、身体と精神の健康は、加齢というごく自然なプロセスによって大きな影響を受けます。たとえば、高齢者には次のような症状が現れる可能性があります。

・白内障、視力の低下
・聴力の低下
・関節炎、背中や首の痛み
・認知症、うつ病
・ホルモンの重大な変化

また、年齢を重ねると一度にいくつもの症状を抱えるケースも多くなります。そうなると、当人に何が起こっているのか、家族が正確に把握するのはほとんど不可能になるのです。

たしかに老年期は、生物学的にも精神的にも、大きな喪失感を味わう時期です。しかし、次のような意見は神話でしかありません。たとえば、「うつ病は老年期において当然のごとく患う疾患である」「うつ病は老年期に蔓延するものである」などといったものです。

したがって高齢者が、気分が落ち込んだり、人生の楽しみを見出せない機会が多くなったりしているのであれば、迷わずに病院へ行きましょう。年を取ったからといって、このような気持ちにならなければいけないという決まりはないのですから。

介護をする人へ

この章を読んでいる家族の方も同じです。自分の親が年を取っているからといって、惨めな状態になるのは「当然だ」という法則はありません。

両親にとって大切な人であるあなたは、多くの場合、成人した子どもでしょう。子どもは親に関する多くの責任を負います。たとえば、彼らの健康についてあらゆる難しい決断を下す。あるいは、予期せぬ身体的・認知的な変化につねに用心する。そういった責任です。かかりつけ医は、身体的苦痛の原因だけに着目し、うつ病の可能性を探らないことがあるので注意が必要です。特に、複数の身体的不調を抱えている場合には、このようなケースも珍しくありません。こうした身体的不調についての方が、うつ病についてよりも対処しやすいという事情もあるでしょう。

しかし、うつ病の高齢者の多くがベビーブーム世代であることを考えると、少なくともメンタルヘルスの問題に対する意識は、彼らの前の世代よりも高くなっているといえます。

症状の複雑さに対処する

もし、親がひどい胃の不快感や痛みを訴えていた場合でも、メンタルヘルスの専門家であればうつ病の症状を特定することができます。高齢者を専門に診ている医師もいます。しかし、自分たちのかかりつけ医がそうでない場合は、精神神経(脳)症状に特化した高齢者医療の専門家を探しましょう。

専門家による指導は重要です。なぜなら、身体的な症状とうつ病の症状の違いを見分けるのは非常に難しく、特に認知症が関与しているケースはなおさら困難だからです。うつ病と認知症の症状は、発症当初はとてもよく似ています。どちらの場合でも集中力や記憶力が低下するだけでなく、動作が鈍くなり、生活の楽しみが失われます。

パーキンソン病などの初期段階や、脳卒中の後にも、うつ病を発症する場合があります。したがって、徹底した診断が不可欠です。しかし、うつ病が他の疾患による二次的なものであったとしても、治療が重要であることに変わりはありません。

注意すべきいくつかの兆候

・活動や趣味への興味を失う
・外出したり新しいことをしたりするより、家にいるのを好む
・自分の身に何か悪いことが起きるのではないかと、つねに心配や不安を抱いている様子である
・幸せそうに見えず、大好きな孫にすら関わる元気がない
・将来を悲観する
・退屈している（または、楽しみにしていることがない）と不平を言う
・悲しく憂うつな気分になり、死にたいと訴える
・飲食をしない
・睡眠パターンに大きな変化が見られる

はっきりと言葉にしなければこれらの問題の程度を知ることはできません。そこで、老年期のうつ病を診断するための診断表から抜粋した質問事項をここで紹介します。

1　自分の人生に今でも満足していますか？

2―無力感を抱いたり、自分の人生が空虚であると感じたりすることがよくありますか？
3―頭から離れない考えに悩まされますか？
4―ほとんどいつも機嫌が良かったといえますか？
5―いつもより記憶力に問題があると感じますか？
6―自分が無価値で、今の状況は絶望的だと感じていますか？
7―同年代のほとんどの人は、自分より恵まれていると思いますか？
8―ちょっとしたことでイライラしたり、以前より泣きたくなったりしますか？
9―集中力や記憶力が低下し、それが原因で泣きたくなることはありますか？
10―やる気が起こりにくく、社交の場を避けたいと思うことはありますか？

私の経験上、これらの質問をし、またその答えを聞くのは難しいと思います。たとえ専門家であっても、その難しさは変わらないでしょう。親や大切に思っている高齢者が、うつ病である、あるいは人生を終わらせたいと考えているという可能性に向き合うのは容易ではありません。しかし、あなたがその答えを知り、専門家の助けを得られるなら、それに越したことはないのです。

高齢者は「メンタルヘルス」の問題に関して消極的な場合が少なくありません。まずはあなたが、医師に悩みを伝えましょう。その上で、本人が予約した時間に病院へ行くように促す方法について、助言をもらう必要があるでしょう。

薬物療法を勧められたら

抗うつ薬や抗不安剤などの薬の選択は、他に考えられる内科的・外科的疾患の有無によって決まります。その判断は医学的には難しいものではありません。高齢者にとっての最初の選択肢は、おそらくＳＳＲＩ（選択的セロトニン再取り込み阻害薬）のどれかになるでしょう。心臓に負担をかけず、血圧を大きく変化させず、認知（思考プロセス）を弱めず、効果が出るまでの時間を大幅に短縮できるからです。ただし過剰摂取によって興奮するなどといった副作用に注意してください。

その他のアプローチ

・うつ病に関する教育は、苦しんでいる本人にとっても、その家族にとっても重要です。

・認知療法は、生物学に基づかないネガティブな思考に対して有効です。

・60～80歳の患者は、定評のある薬物療法より、心理療法や自然療法を好むことも珍しくありません。そのような場合は、医師に相談してみてください。

・患者には安心感を与え、優しくしましょう。彼らを大切に思っていて、自分はサポートするためにそばにいることを伝えてください。また、患者を「負担」だと思っていないことを強調しましょう。高齢者は、自分が家族の重荷になっていると考えることが多いからです。

・患者を忙しくさせ、精神的苦痛から気をそらさせるようにしましょう。

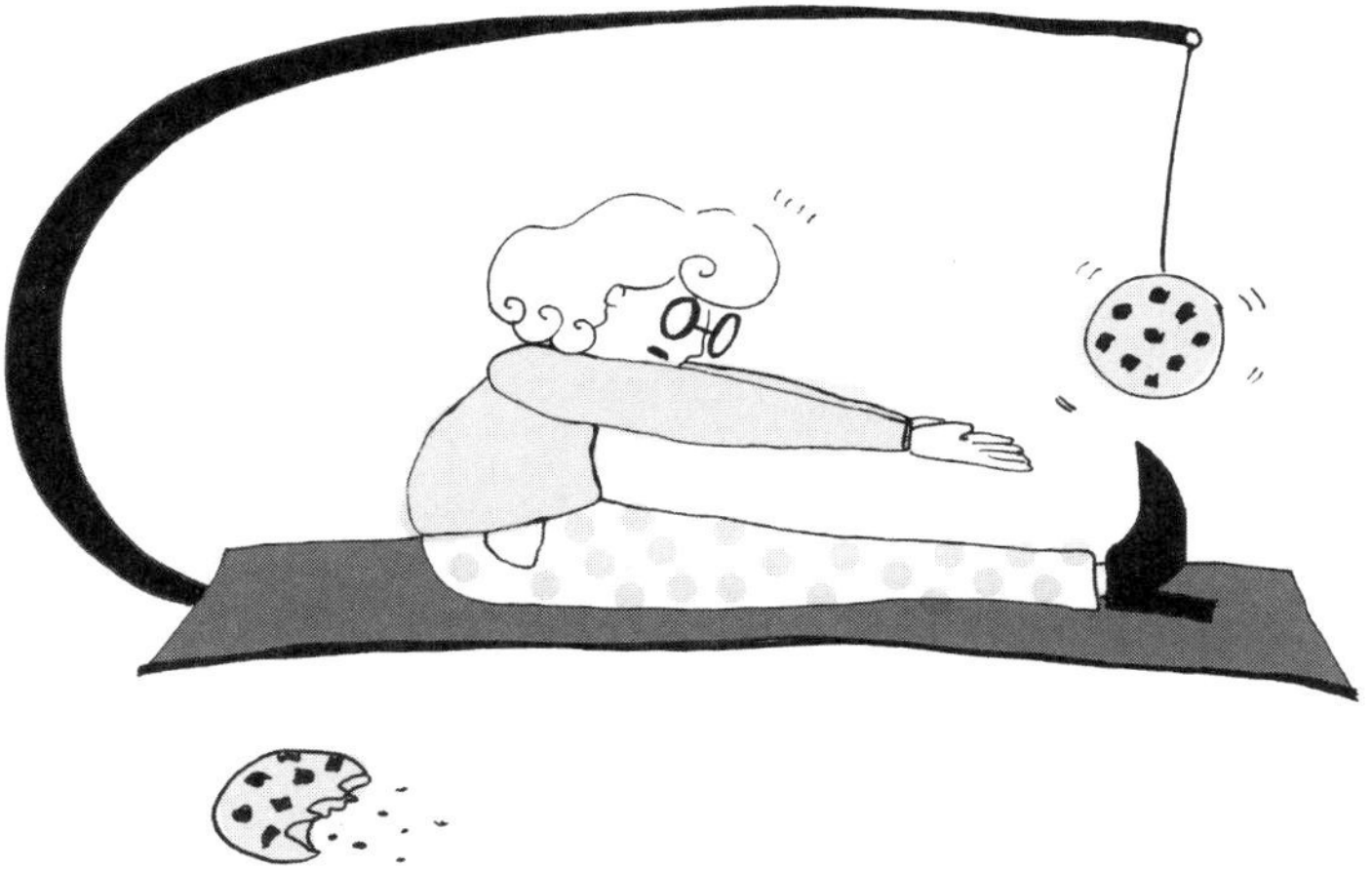

介護の負担

先に述べたように、高齢者はしばしば、自分自身が家族の負担であると感じます。そして、このようなトピックは議論されない場合が少なくありません。まるで、介護にまつわる負担という話題は秘密にされているかのようです。

私の意見を述べましょう。高齢者は、愛され、慕われる存在です。それゆえ、彼らの介護に対して負担や怒りを感じるべきではないと家族が考えるため、こういった話題は語られないことが多いのです。たしかに、理想の世界ではその考えは正しいかもしれません。しかし、現実の世界では事情が違います。特に患者が認知症と体調不良などの症状を併発している場合。そんなときは自分にとって大切な人の介護であっても、精神的苦痛を伴い、心身が疲弊し、時には耐え難いほどイライラするものとなるでしょう。

ずっと尊敬してきた人の弱さに直面すると、自分の死生観や人間のもろさについての感覚が呼び覚まされる場合があります。そんな場合は次の点に注意しましょう。

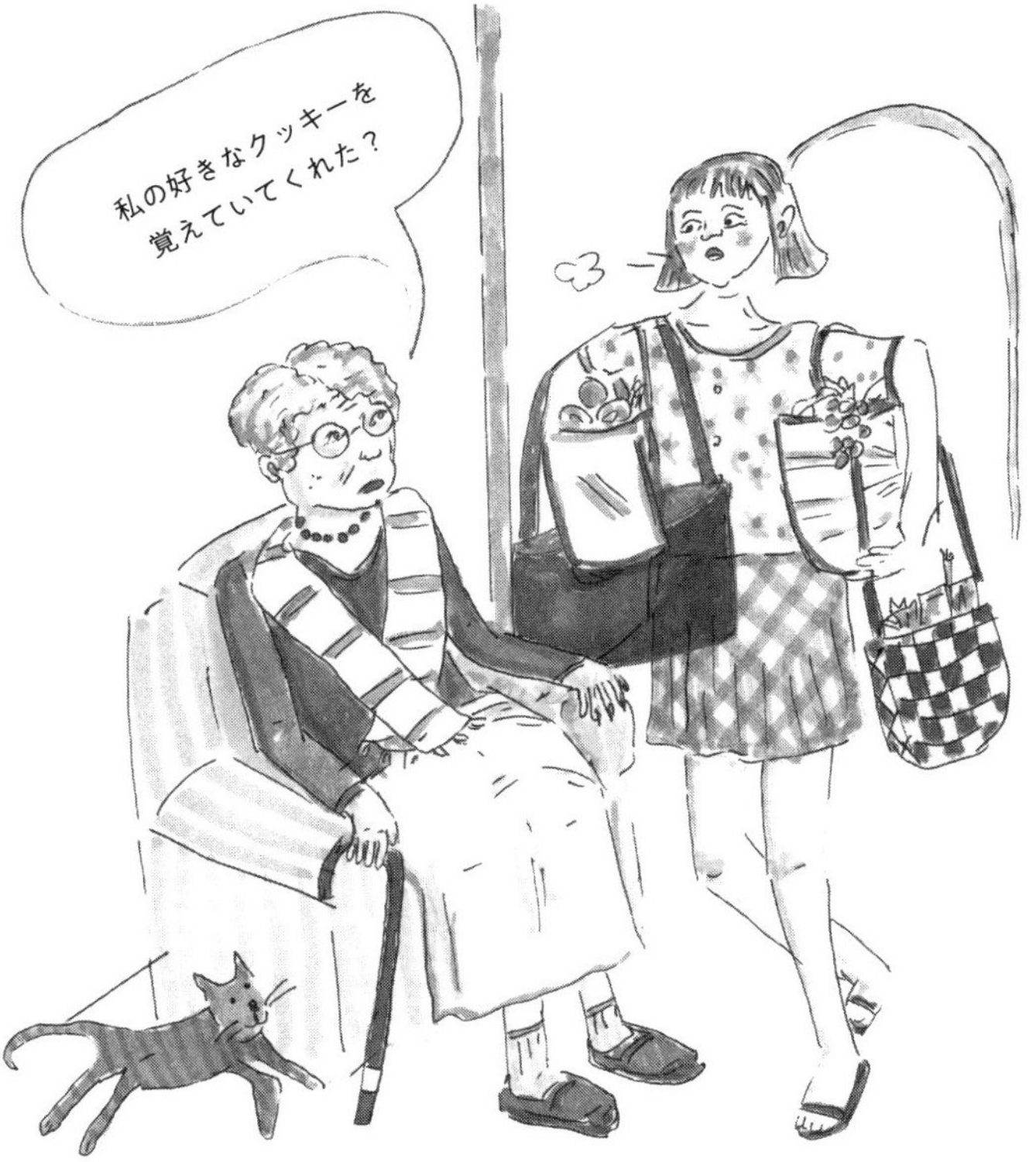
私の好きなクッキーを
覚えていてくれた？

・自分ひとりですべてを行おうとしないでください。できるかぎり多くの支援システムや専門家たちを含めた、ネットワークを広げましょう。

・必要なときにデイケアを提供できる機関はたくさんあります。

・イライラするときがあってもいいのです。だからといって、あなたが相手を大事にしなくなったという意味ではないのですから。

・人は時として生きることに疲れますし、それが人生というものです。しかし老いとは、死にとらわれるということではありません。もしそんな状態になっているのならば、それはうつ病であるからです。

人生の「晩年」に生きる私は、笑顔の線、別名「シワ」を気にしていません。自分が持つ知識に満足しています。そして、特に「他人の目を気にしない」ということにこだわっています。

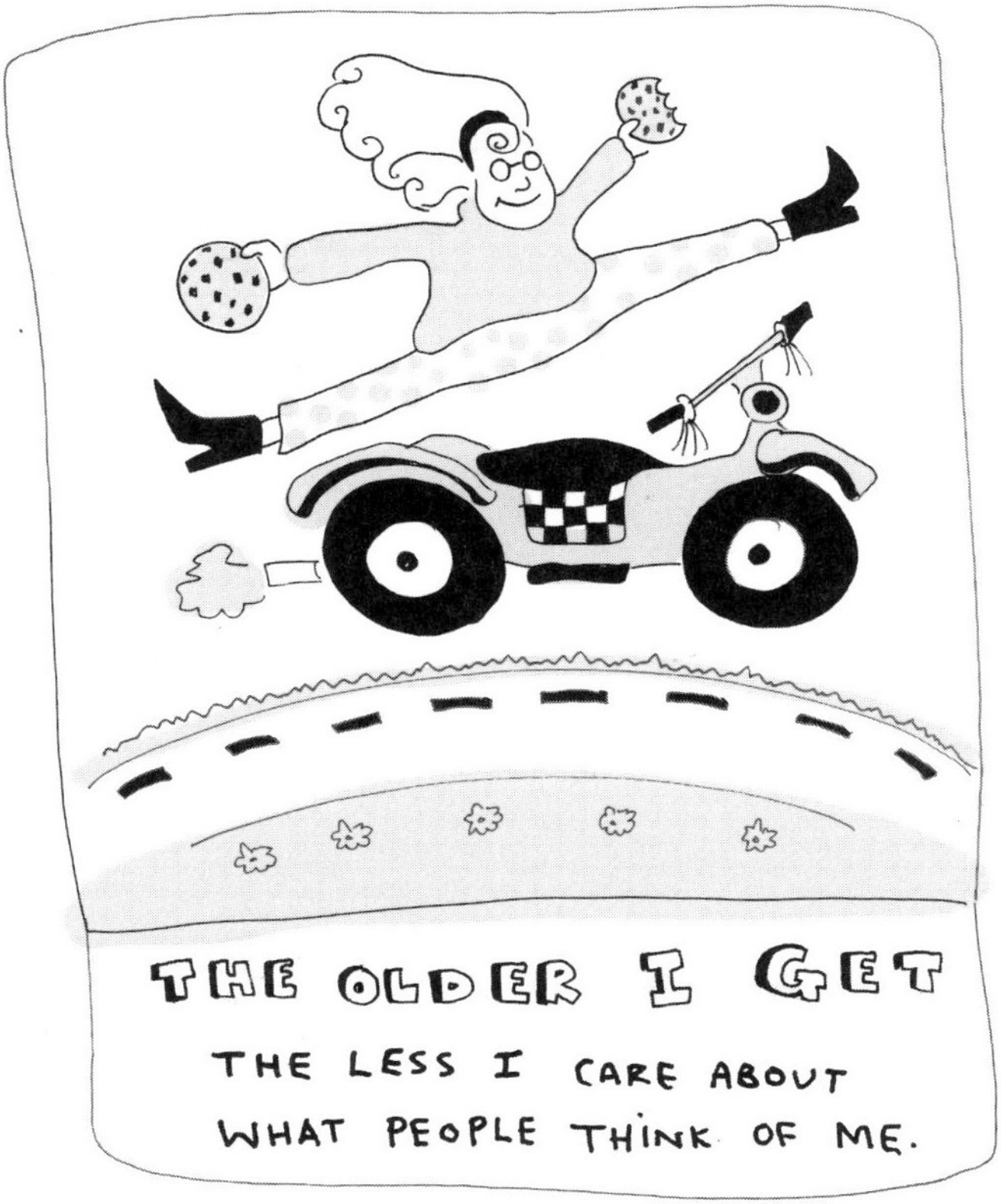
THE OLDER I GET
THE LESS I CARE ABOUT
WHAT PEOPLE THINK OF ME.

年を取れば取るほど、人にどう思われるかは気にならなくなる。

6 家族の問題としてのうつ

うつ病は、間違いなく、いろいろな意味で「家族の問題」です。説明しましょう。

まず、家族内におけるうつ病の遺伝的素質について再確認します。研究では、遺伝的な関与は15～20％とされています。大うつ病（74ページ参照）の場合は、50％に達するという研究結果もあります。したがって、自分自身や大切な人のうつ病について心理療法家と話すときには、家系についても言及するのが大切です。

非遺伝的な要因

先に述べた後成遺伝学の研究（185ページ）を参照しましょう。自分の行動や環境が、遺伝子の働きに影響を与える変化を引き起こす可能性があることを思い出してください。

子ども時代も大人になってからも、家族が機能不全に陥った状態は、うつ病に大きく関係すると明らかになっています。幼少期のひどい身体的・性的虐待、感情的・身体的ネグレクト、親の喪失、いじめなどは、すべて重大な要因となり得ます。また、大人は、産後うつ病にかかることもあれば、あらゆる環境からの負担の結果としてうつ病になる場合もあります。その負担とは、仕事、経済問題、離婚などです。
したがって、家族の誰もがうつ病になり得ますし、また、ある特定の人は他の人よりその可能性が高いことがわかっています。個別の理由は、これまで本書で説明してきたとおりです。

誰かがうつ病になったとしたら、それは家族の問題でもありますし、そのような前提で管理されるのがもっとも望ましいのです。自分の状況は特殊で、うつ病になったのは自分のせいだと患者は感じるかもしれませんが、その考え方は間違っています。うつ病に対しては偏見が存在します。そのせいで患者やその身近な支援者は、家族以外と、あるいは家庭内でさえ、その病気について話したがらない場合が多いのです。つまり他人の目を気にして、支援や助けを求めるという行動に消極的になってしまうということです。

もし、あなたがうつ病患者やその支援者であって、こうしたことが思い当たるなら、次の点を思い出してください。

・他人が何を考えているか、あなたにはわかりません。
・他人が批判的に考えているというのは、あなたの思い込みにすぎません。
・もし、他人が批判的に考えているというのが事実だとしても、クソくらえです！
放っておきましょう。

家族全員で話し、説明し、感情を共有し、理解を示すのが大切です。年齢は関係ありません。そうすれば、誰もが救われます。

うつ病は目新しいものではありません。オープンに話し合うのが重要です。

ちびっ子たちも忘れずに

こういった話題に子どもたちを巻き込まないようにするのはとても簡単です。うつ病は若者や大人だけに関わるトピックだと思われがちだからです。しかし、子どもたちがいかに繊細であるか、あなたはわかっているでしょう。家族の誰かが不調なときにも、その繊細さは発揮されます。したがって、何が起こっているかを子どもに説明しないのは、説明する場合よりもずっと恐ろしい状態だといえます。

彼らは何かがうまくいっていないことはわかっても、具体的に何がおかしいのかまではわかりません。説明されない状態が長引くほど、子どもはますます混乱するでしょう。やがては、自分にも何らかの責任があると思い始めます。

うつ病を子どもにどう説明したらいいか悩んでいる人もいるでしょう。たとえば、著書『どのように子どもに伝える

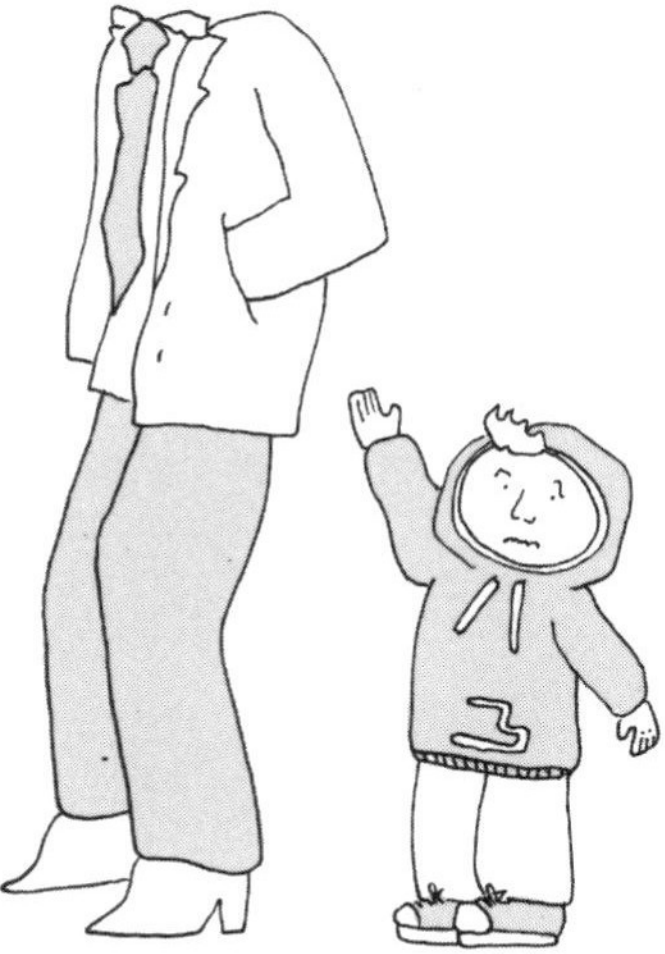

か？（*How Do We Tell the Kids?*）』（未邦訳）の中で、ピンキー・マッケイは次のように提案しています。私も気に入っているので、ここで紹介します。

うつ病の人は、とってもとっても悲しい気持ちなんだよ。すごく眠たくもなるんだ。病気のせいで元気がなくなって、あなたと遊んだり話したりできなくなることもある。だからといって、あなたにもう興味がないとか、大好きじゃなくなったというわけじゃない。お医者様が元気を取り戻すための治療をしてくれている。元気になったら、また家族みんなで一緒に行動できるからね。

こういったことを、あなたなりの言葉に置き換えるのも可能です。基本的な考えや内容は、この文章を参考にすれば良いでしょう。

マッケイが強調しているもうひとつの点。それは、家族の病気に直面している子どもには、サポートと誠実な姿勢が重要だという側面です。また子ども同士は、互いにかなり残酷になり得ます。したがって、幼いうちから精神疾患にまつわる偏見を持っている可能性があることも考慮しましょう。

このような状況を乗り切るために、子どもは正しい情報を身につける必要があります。「親や年上のきょうだいの具合が悪くても、それを他の子に伝える義務なんてないんだよ」と教えてあげましょう。

マッケイの調査結果からわかった重要な指摘を次に並べます。

・うつ病は、「心の痛み」と表現することができます。目には見えないけれど、具合が悪いのだという点を強調してください。気にかけなくていいというわけではないとも伝えましょう。
・「家族のうつ病の原因はあなたではない」「あなたが治せるというわけではない」。そういったことを、子どもにきちんと伝えましょう。
・「確実に、この日までに治るよ」といった、偽りの約束をするのは避けましょう。
・精神科医がどのような医者で、そして、かかりつけ医とはどういった点で違うのかを説明しましょう。
・おたふくかぜや、はしかのように、他人にうつる病気ではないと教えましょう。
・いつもどおり、自分の気持ち、恐れ、心配事について話すように促してください。

子どもたちの気持ちも大切です。家族の問題であるということを忘れないようにしましょう。

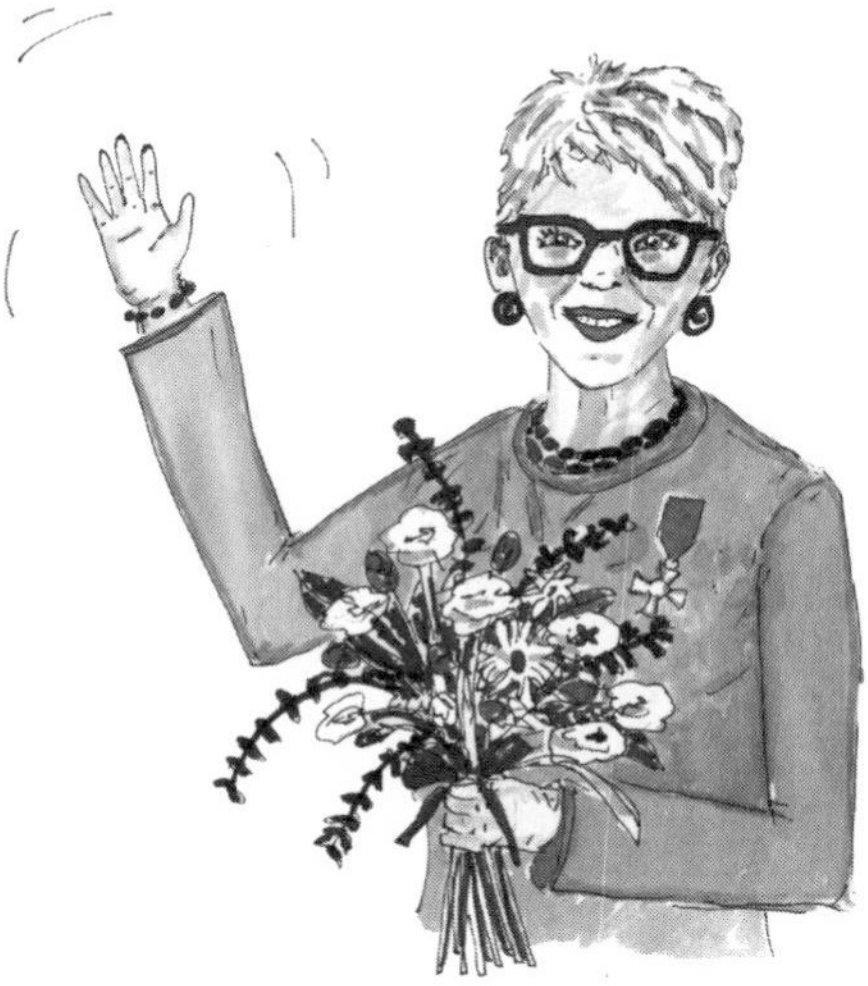

著者

グウェンドリン・スミス

Gwendoline Smith

臨床心理学者。専門は不安障害、気分障害。

アートを利用した認知行動療法（CBT）の小児心理学者として活躍。

ブログ「Dr Know」でその療法を紹介したところ、

世界中の不安障害・気分障害に悩む若者より大反響があり、

『The Book of Knowing』（未邦訳）が書籍化される。

『The Book of Angst』（未邦訳）など著書多数。

日本では『The Book of Overthinking』が

『考えすぎてしまうあなたへ』（CCCメディアハウス）として

翻訳されており、考えすぎに悩む多くの人々に読まれている。

www.gwendolinesmith.co.nz

監修

廣瀬久益

Hisayoshi Hirose

医療法人社団正定会（新宿OP廣瀬クリニック、
廣瀬クリニック）理事長。精神科医。精神保健指定医。
筑波大学医学専門学群卒業後、茨城県立友部病院、
豊後荘病院（アルコール専門治療）を経て、
1989年に水戸市に廣瀬クリニック（精神科）を開設。
現在youtubenにて「Dr.講話」を配信中。
うつ病、アルコール依存症、不安障害、強迫性障害、不登校、発達障害、
チック障害、統合失調症等を、薬物、漢方、運動療法、栄養療法、集団精神療法等
その都度、患者が必要とする治療を組み合わせて総合的治療を行っている。
著書に『完全復職率9割の医師が教える
うつが治る食べ方、考え方、すごし方』（CCCメディアハウス刊）がある。

訳者

小谷七生

Nanami Kotani

英語翻訳者。兵庫県生まれ。
神戸市外国語大学卒業後、同大学院博士課程在籍中。
専門は歴史社会学・文化史。
現在、神戸市外国語大学非常勤講師をつとめているほか、
映画や音楽番組などの字幕翻訳に携わる。
訳書にグウェンドリン・スミス著『考えすぎてしまうあなたへ』
（CCCメディアハウス）がある。

ブルーな気持ちの処方箋

悲しみ・無気力・失望を乗り越えるセラピー

2024年2月15日　初版発行

著者　グウェンドリン・スミス
監修　廣瀬久益
訳者　小谷七生
発行者　菅沼博道
発行所　株式会社CCCメディアハウス
〒141-8205 東京都品川区上大崎3丁目1番1号
電話 049-293-9553（販売）
03-5436-5735（編集）
http://books.cccmh.co.jp

印刷・製本　株式会社新藤慶昌堂

ISBN978-4-484-22114-4